Soyez l'Artisan de votre propre Santé

Pratique des Cinq « Tibétains »

CHEZ LE MÊME ÉDITEUR

- Pouvoirs Secrets du Yoga Tibétain Christopher S. Kilham
- Les Secrets des Cinq Tibétains, dynamisme, santé, énergie et pouvoirs Christopher S. Kilham

Titre original : Gesundheit selbt gestalten
Traduit de l'allemand
par ***Véronique Liard-Brandner***

ISBN : 2-85707-920-6

DR INGFRIED HOBERT

SOYEZ L'ARTISAN DE VOTRE PROPRE SANTÉ

Pratique des cinq "Tibétains"

GUY TRÉDANIEL ÉDITEUR
65, rue Claude Bernard
75005 PARIS

Note des Éditions Integral

Les idées, méthodes et suggestions exposées dans ce livre sont basées sur l'opinion et les expériences de l'auteur ou de l'éditeur. Leur arrière-plan empirique est fondé; auteur et éditeur sont conscients de la responsabilité qu'ils assument.

Elles ne sauraient cependant remplacer les conseils – que nous recommandons en particulier à ceux dont la santé est déficiente – prodigués par des personnes qui, outre votre confiance, ont obtenu l'autorisation d'exercer une activité médicale. Au lecteur d'assumer les conséquences de ce qu'il veut faire (ou ne pas faire). Nous déclinons toute responsabilité en cas de dommages corporels, matériels ou pécuniaires.

A mes patients

Remerciements

Je remercie tout particulièrement mes parents et ma chère amie Roswitha dont l'expérience et la sagesse sont pour moi toujours exemplaires.

Je remercie également mon ami et collègue Burchard Krusewitz qui m'a permis, grâce à la somme de son travail, de trouver le temps qui m'aurait sinon manqué pour écrire ce livre.

Sommaire

Préface

Après des années d'enthousiasme pour de nouvelles techniques de dépistage et de traitement de maladies que la science peut cerner avec toujours plus de précision, après la découverte de processus chimiques de plus en plus différenciés dans les cellules humaines, on assiste actuellement à un tournant dans les réflexions sur la maladie, la douleur et la mort. Beaucoup de patients, mais aussi de médecins, se rendent compte que l'homme n'est pas un puzzle composé d'organes que l'on peut enlever, remplacer ou réparer à volonté, mais que le corps humain doit être considéré comme un tout.

Même des physiciens, comme Max Planck, Heisenberg ou Einstein, s'entendent pour affirmer que l'esprit est une énergie qui domine la matière, et que les pensées sont à l'origine de tout événement. Etant donné l'interaction de l'esprit, de l'âme et du corps, on se doit de concentrer ses réflexions, non plus sur la maladie elle-même, mais sur le processus qui y conduit. Ainsi, ce n'est plus un organe particulier, mais l'être humain tout entier qui se retrouve au centre de nos préoccupations. La médecine holistique est donc la réunion de la réflexion et de l'intuition, et non l'accumulation de diverses techniques. Il importe de reconnaître intuitivement l'unité de tout organisme vivant.

C'est seulement ainsi que l'on osera vivre ses propres expériences.

Le présent ouvrage expose ce nouveau point de vue de manière claire et compréhensible et fournit des indications sur les voies à suivre pour vivre conformément à la nature et retrouver ainsi sa santé psychique et physique. Le but de l'auteur est de nous apprendre que nous sommes nous-mêmes responsables de notre santé. Ce livre, auquel je souhaite une large diffusion, devrait nous inciter à la réflexion et au débat.

Giessen, juillet 1993
Prof. Dr. Herbert Heckers
Centre de pathologie interne
Université Justus Liebig de Giessen

*

Depuis que Georg Groddeck, élève de Schweninger, le médecin de Bismarck, appliqua dans les années vingt les thèses freudiennes à la pathologie interne et traita ses patients par le dialogue, les massages et des méthodes thérapeutiques naturelles, nous l'appelons le "père de la psychosomatique". Il soigna avec succès des cancéreux dans sa clinique de Baden-Baden et s'illustra comme médecin accoucheur bien avant que Dick Grantley Read et plus tard Leboyer ne mettent au point l'accouchement sans douleur. En juin 1993, alors que j'écris cette préface, la Société Groddeck organise un premier congrès pour tirer de l'oubli la méthodologie de ce thérapeute qui sut décrire, bien avant les autres, les liens fondamentaux qui existent entre les profondeurs de l'insconcient, la maladie du patient et la méthode intuitive du médecin.

Au dire de ma mère, Olga v. Ungern-Sternberg, il fut l'un des médecins les plus originaux qu'elle ait jamais connus. Mes parents firent sa connaissance à l'occasion des congrès de Darmstadt, organisés chaque année par le comte Hermann Keyserling à l'"École de la sagesse".

Les plus éminents représentants de la vie spirituelle de l'époque s'y retrouvaient ; parmi eux, le médecin et psychologue C.G. Jung, l'écrivain Hermann Hesse, le gourou indien Rabindranath Tagore, les représentants du judaïsme Leo Baeck et Martin Buber, le sinologue Richard Wilhelm, le médecin homéopathe et bouddhiste Paul Dalke. A l'époque, les conférences de ma mère portaient sur le monde empirique de l'astrologie dans les profondeurs de l'âme.

L'art de Keyserling consistait à organiser les congrès en laissant les orateurs s'exprimer librement dans le cadre d'un thème général qu'il leur avait donné au préalable. Ces congrès étaient ainsi très en avance sur leur temps. Keyserling se considérait comme le pionnier d'un nouveau monde en formation : l'ère de l'homme œcuménique. Il s'agissait de transmettre le "savoir derrière le savoir". L'époque des nationalismes et des idéologies n'était cependant pas révolue. En 1937, on interdit à Keyserling de parler en public et d'écrire. Il lui fallut dorénavant agir en secret ; il mourut un mois avant la réouverture de l'"École de la sagesse", prévue en 1946 à Innsbruck. L'objectif de Keyserling n'était nullement de fournir aux philosophes un terrain de jeux où ils pourraient s'ébattre ; il visait la voie de l'accomplissement. Le savoir était transmis au moyen de conférences, d'exercices en commun pratiqués dans le cadre du séminaire, et de cours privés. Tandis que l'expert se contente de ressasser sans fin son savoir acquis, l'être libre et créatif s'intéresse essentiellement à son développement.

Depuis que, en 1962, le point vernal du soleil est entré dans le Verseau, l'image coutumière du monde a rapidement changé. Bientôt, le premier vaisseau spatial se posait sur la Lune ; la technique semblait alors tout permettre. Peu après, ce fut mai 68 et les hippies apparurent. Rien n'était plus comme avant. Qu'on prenne le mouvement écologique, le Human Potential Movement, la psychologie humaniste, les groupes d'entraide qui se constituent dans tous les domaines, partout les choses évoluent pour reconduire l'homme au centre de lui-même, puisque les anciens modèles en exigent de nouveaux.

L'un des progrès décisifs est l'intégration de techniques physiques dans le monde médical, qu'il s'agisse du yoga, de l'eurythmie, du Feldenkrais, du Qi-Gong, du Tai Chi, des Callanetics ou des Cinq "Tibétains". Les exercices effectués régulièrement permettent de prendre conscience assez rapidement, parfois dans la douleur, des vieux modèles de comportement dont on peut alors se débarrasser – ou que l'on peut tout simplement abandonner – pour ensuite se conditionner autrement et obtenir la santé psychique et physique par une nouvelle orientation de l'esprit. Telle est la voie de l'action personnelle.

L'auteur de ce livre a fait certaines expériences en pratiquant avec ses patients les exercices des Cinq "Tibétains". Il relate son évolution en tant que médecin que cette technique enthousiasme et, à la fin de l'ouvrage, il laisse la parole à ses patients qui relatent leur progression de façon particulièrement convaincante. L'activité d'un médecin est également une voie de connaissance de soi-même, surtout quand elle est exercée avec cœur, car alors, tout ce que le médecin voit, entend et remarque, l'aide à élaborer une thérapie.

On sait parfaitement que telle ou telle erreur commise dans la vie rend malade et que l'âme et le corps sont unis dans la santé comme dans la maladie. On a écrit d'innombrables pages, on a donné d'innombrables avertissements pour expliquer à l'homme comment retrouver et garder sa santé. L'homme est faible parce qu'il reste prisonnier de ses vieilles habitudes. Les sermons lui rappellent les expériences négatives qu'il a vécues avec ses parents. Même lorsqu'il s'efforce de vivre sainement, il ne se libère pas de ses vieilles angoisses ; au contraire, il colle à ses convictions, autrement dit au régime qu'il a choisi.

Il n'obtient la liberté qu'au prix d'un travail sur sa propre personne. Dans ce cas, l'homéopathie ou d'autres méthodes thérapeutiques faisant intervenir la nature sont d'un précieux secours. S'engager avec d'autres membres du groupe sur une voie où il est facile d'agir soi-même, une voie inaugurée par l'auteur avec les Cinq "Tibétains", motive par une joie intérieure. La joie suscite le courage de vivre et la peur disparaît d'elle-même quand on apprend à percevoir intuitivement ce qui nous entoure. On accède au "savoir derrière le savoir", la joie d'être en bonne santé, au lieu de se soucier de la perdre. J'espère que les lecteurs de ce livre seront assez motivés pour reconnaître qu'il est possible de se libérer du malheur, vécu en pleine conscience, d'être éternellement malade.

Detmold, juin 1993

Dr Manfred Baron von Ungern-Sternberg
Membre du comité directeur de l'Institut August Weihe de médecine homéopathique de Detmold, ancien vice-président adjoint pour l'Allemagne de la *Liga medicorum homœopathica internationalis*

Etre heureux

Il n'y a de devoir dans la vie
que celui d'être heureux.
C'est notre seule raison d'être en ce monde,
Et avec tout le devoir
et toute la morale
et tous les commandements
on se rend rarement heureux les uns les autres,
parce qu'on ne se rend pas heureux soi-même.
Si l'homme peut être bon,
il ne peut cependant l'être
que lorsqu'il est heureux,
que l'harmonie est en lui,
donc quand il aime.
Tel fut l'enseignement,
le seul enseignement au monde ;
c'est ce que disait Jésus,
c'est ce que disait Bouddha,
c'est ce que disait Hegel.
Pour chacun, la seule chose importante au monde
c'est ce qu'il a de plus profond,
son âme,
sa faculté d'aimer.
Si elle va pour le mieux,
on pourra manger du millet ou du gâteau,
porter des haillons ou des joyaux,
alors le monde aura résonné d'un accord pur avec l'âme,
aura été bon,
aura été pour le mieux.

Hermann Hesse

Introduction
De la vision à la réalité

C'était l'une de ces paisibles journées de printemps où les rêves semblent devenir réalité. Les rayons du soleil scintillaient sur une mer d'un bleu profond. Quelques bateaux de pêcheurs multicolores se laissaient bercer par les vagues qui sans cesse polissaient dans un doux murmure le sable blanc et fin de la plage.

J'étais assis dans un vieux fauteuil en bois sur la terrasse d'une maison de pêcheur sur laquelle le climat marin avait laissé son empreinte. Je passais mes dernières vacances de Pâques avant le bac, avec mes parents, sur l'île d'Elbe en Italie. J'espérais y trouver le repos nécessaire pour préparer mon examen. Je demeurais donc la plupart du temps sur la plage, à l'ombre de mes montagnes de livres, et me consacrais à tout ce que l'on considère en général comme important.

Cependant, je passais de nombreux après-midi à rêver dans une petite baie voisine, fort romantique, que bordait d'un côté un village de pêcheurs abandonné. L'atmosphère de cet endroit apparemment rempli de mystère éveillait chaque jour en moi un merveilleux sentiment de paix et de bonheur.

Je n'avais pas encore réussi mes examens, mais il me semblait que le monde entier était à mes pieds. Une première grande période de ma vie touchait à sa fin et j'attendais avec joie et impatience ce qui lui ferait suite. Je décidai de devenir médecin, de proclamer et de pratiquer un tout nouveau genre de médecine. Je voulais étudier les causes des maladies, attaquer le mal par la racine ; et je souhaitais apporter ma contribution en enseignant aux personnes en bonne santé comment mener une vie en accord avec les lois de la nature, en vue d'acquérir plus de force vitale, de joie de vivre et de santé. Je me voyais trouver mon propre bonheur en le rendant aux autres...

Soudain, je m'aperçus que les doux bruits de la nature se fondaient avec le chant d'un pêcheur qui jetait ses filets quelques centaines de mètres plus loin. Je sentis avec quelle joie et quel soin il exécutait son travail, pendant que son bateau se balançait au gré des vagues. Comme j'aimais la mer, son étendue infinie, libératrice ! Je souhaitais pouvoir toujours habiter au bord de la mer...

Bip-bip-bip-bip-bip-bip... je m'éveillai en sursaut, bondis de mon lit, n'ayant que 30 secondes pour enfiler mon pantalon et ma blouse, dévaler deux étages et sauter dans l'ambulance qui attendait déjà, le moteur en marche. En courant, un coup d'œil vers la pendule : trois heures du matin ! Sirène, gyrophare... Encore mal réveillé, je regardais par la vitre pendant notre course folle à travers la nuit.

La réalité m'avait rattrapé. Quelle réalité! Comme elle était loin de tout ce dont j'avais rêvé jadis, plein d'espoir, pendant mes vacances sur l'île d'Elbe, avant de passer mon baccalauréat.

Depuis, six années d'études et cinq années d'activité médicale dans les différents services de grandes cliniques avaient passé, une période pleine de hauts et de bas qui m'avait ravi une grande partie de mes illusions. Pourtant, tout avait commencé par de grandes espérances. Après le baccalauréat, les études et l'examen final, autant d'années qui s'étaient envolées en un temps record, j'avais ouvert un cabinet médical de campagne dans le sud du Portugal pour réaliser mon rêve dans un petit village de pêcheurs.

Auparavant déjà, j'avais profité de toutes les occasions pour rompre les chaînes du système dans lequel je me voyais de plus en plus garrotté. Pendant les vacances semestrielles, je partais régulièrement à la recherche d'aventures et de nouvelles expériences, que ce soit comme guide aux Bahamas ou aux Maldives, comme professeur de surf au Portugal, comme professeur de voile et de tennis en Grèce, comme professeur de ski en Italie, comme guide à Lisbonne, ou même une fois comme toréro dans l'une des innombrables petites arènes de corrida au bord du Rio Tejo. Ce fut une période agitée, pleine de suspense et d'aventures.

A l'époque, je ne savais pas encore que j'étais en fait à la recherche de moi-même. Je voyageais sans répit d'un pays à l'autre, travaillant comme assistant dans une petite clinique au milieu de la jungle indienne, accompagnant pendant des semaines un vieux médecin de campagne expérimenté en Provence ou cherchant les sorciers sacrés dans les montagnes du Brésil.

Dans l'Algarve où j'avais mon cabinet, les gens venaient me voir pleins de curiosité et d'espoir confiant. Pour la première fois de ma vie, je sentis que, venant de ces gens qui payaient généralement en nature avec des melons, un homard ou un poulet, un sourire reconnaissant, une poignée de mains valaient leur pesant d'or. Ce fut une époque heureuse jusqu'au moment où je me rendis compte qu'à la longue, je ne pouvais assumer mes responsabilités ; il me manquait en effet quelque chose de décisif : une longue expérience pratique dans un hôpital et des connaissances spécialisées dans les différents domaines.

Et voilà que je me retrouvais dans une ambulance, tiré de ma somnolence par les secousses qu'occasionnaient des virages pris à toute allure. Tous les jours, jusqu'à 14 heures passées à l'hôpital, de service une nuit sur trois, des opérations pendant des nuits entières, des cas graves en réanimation, tout cela sans cesse entrecoupé d'interventions en ambulance. Durant toutes ces années, le stress et le surmenage continuel me laissèrent à peine le temps de réfléchir à ce que je faisais véritablement ; néanmoins, ces années d'apprentissage furent extrêmement importantes et riches en expériences.

Peu à peu, je dus reconnaître que nos hôpitaux laissent à désirer dans de nombreux domaines, et qu'ils ne sont pas à la hauteur quand le bien-être psychique et la dignité de l'homme sont en jeu. L'hôpital m'est apparu comme un énorme atelier où les maladies sont "réparées", les organes raccommodés, prélevés ou remplacés. On parle de plus en plus de banques d'organes, de matériel humain ; les gens ne sont plus que l'"appendicite" de la chambre X ou l'"estomac" de la chambre Y. L'homme tridimensionnel qui n'est plus uniquement composé d'un corps, mais aussi d'un esprit et d'une âme, est incontestablement refoulé de plus en plus à l'arrière-plan.

A la recherche des causes des maladies, les techniciens, possédés par la recherche du dernier détail pathologique qui a finalement provoqué la maladie, atteignent des couches électrono-optiques toujours plus fines. Totalement convaincus que seule vaut la vérité que l'on peut finalement voir "de ses propres yeux" et comprendre en s'aidant de la pensée "logique" qui analyse les causes, de nombreux secteurs de la médecine classique, à la recherche du déraillement biochimique causal, se retrouvent aujourd'hui dans une impasse. On ne s'aperçoit apparemment pas que tous ces troubles ont certainement des causes profondes qui ne peuvent pas être détectées en éprouvette ou sous un microscope. Le dialogue avec le malade, l'apprentissage d'un comportement bénéfique à la santé, une thérapie régularisant le mode de vie, la psychothérapie, les conseils pratiques pour la vie courante adaptés à l'environnement psycho-social de chaque patient, sont autant de mesures insuffisamment pratiquées.

La quantité de travail, le manque continuel de temps et l'énorme responsabilité du personnel soignant lui laissent à peine le temps de donner au malade ce dont il aurait le plus besoin pour guérir : amour, sollicitude, chaleur et compréhension.

Animé par le désir de pratiquer la médecine selon ma conception personnelle de la santé, sans devoir observer les restrictions du système administratif de la sécurité sociale, je décidai de quitter l'Allemagne. Etant donné que j'aime énormément la mer, je partis à Abaco, une petite île du nord des Caraïbes. J'avais auparavant correspondu avec un médecin allemand y résidant. Ce dernier avait quitté l'Allemagne il y a bien des années pour les mêmes raisons que moi. Il avait maintenant 70 ans et souhaitait confier sa petite clinique à un jeune collègue motivé.

Nous avons travaillé plusieurs mois ensemble et sommes devenus amis. J'appréciais son expérience, sa sagesse ainsi que la bienveillance secourable dont il entourait ses patients. Il me proposa de reprendre la clinique. L'île était plus belle que tout ce que j'avais vu au monde jusque là, mais je me demandai si j'avais déjà mérité tout cela, si je pouvais assumer la responsabilité qui m'incomberait et justifier la confiance que les patients placeraient en moi. Je finis par rentrer en Allemagne, certain qu'une chance semblable se représenterait à moi en temps utile.

Entre-temps, je m'étais consacré de plus en plus à la médecine naturelle et j'étais d'avis que les thérapeutiques biologiques classiques formaient la base de tout concept holistique. J'étais convaincu que seule une synthèse de la médecine classique et de la médecine naturelle pouvait, à la longue, résoudre efficacement les problèmes de santé croissants.

On me proposa de devenir directeur adjoint d'une clinique de médecine naturelle et de médecine holistique à la Grande Canarie. Après un bref délai de réflexion, j'acceptai, décidé à ne quitter l'Allemagne que pour quelque temps.

J'ai passé un merveilleux hiver sur cette île qui m'inspirait particulièrement. C'est là que ma vie devait une fois de plus changer radicalement.

Ma nouvelle activité me procurait beaucoup de satisfaction et m'apportait de plus d'importantes expériences. Je me souvins de la petite baie sur l'île d'Elbe et comparai ma vision d'autrefois avec ce que j'avais vécu et réalisé jusqu'à présent.

Je décidai alors de développer mon propre concept de santé qui servirait de principe à la médecine idéale, telle que je me la représentais. A partir de ce jour, je commençai à écrire toutes mes idées. Ce concept de santé devint finalement un livre destiné à mes patients et en même temps un indicateur personnel me permettant d'évaluer mes résultats en permanence*.

A cette époque, je rencontrai une femme dont la sagesse et la compréhension pour toutes les choses supérieures de la vie me fascinèrent. Elle m'enseigna son savoir dans de nombreux domaines qui devaient prendre plus tard une grande importance pour moi. C'est elle qui me parla pour la première fois des Cinq "Tibétains" dont l'effet énergétique et harmonisant m'enthousiasma. Je me mis à philosopher sur le sens profond de la maladie et à chercher de nouvelles possibilités d'y faire face. Je réfléchis à la destruction de la nature, aux épidémies nées de la prospérité, et je cherchai la vérité et la connaissance des liens supérieurs qui guident notre vie d'une manière apparemment "fortuite". Cela devint mon concept, ma philosophie de la vie pour plus de joie, de force et d'harmonie.

Dès lors, je décidai de relever le défi et rentrai en Allemagne. Le "hasard" voulut qu'on me proposât de reprendre un cabinet médical collectif à Steinhude, l'une des mes régions préférées. J'avais déjà apprécié le

---

* Dr. Ingfried Hobert: "Gesundheit 2000 - Natürliche Wege für mehr Lebenskraft, Lebensfreude und Harmonie". THS Verlag, Hannover 1992

lac de Steinhude plusieurs années avant, en tant que médecin militaire d'un bataillon de parachutistes : j'avais atterri la tête la première dans la boue quand nous avions sauté au-dessus du marécage de Wunstorf...

Le cabinet marchait bien, les patients étaient aimables, cordiaux et, après une première réaction de scepticisme, ils avaient accueilli favorablement mes réflexions novatrices.

Dans un premier temps, ma soif de savoir et mon désir d'aventures se trouvaient satisfaits. Je me sentais désormais libre et prêt à assumer les nouvelles tâches qui se présenteraient à moi. J'avais compris une chose : le bonheur réside dans le savoir et la connaissance, alors que l'ignorance nourrit uniquement la peur. Grâce aux nombreuses expériences que j'avais dû faire, et à tous les défis que je m'étais sciemment lancés, j'avais moi-même édifié la base de mon avenir.

Presque deux années se sont écoulées depuis la parution de mon premier livre ; il est temps, me semble-t-il, d'intégrer à mon concept de santé, dans lequel les Cinq "Tibétains" occupent une place importante, les expériences et les découvertes que j'ai faites depuis. Dans ce livre, je souhaite me consacrer particulièrement au cancer et prêter à la mort l'attention qui lui est due.

Depuis de nombreuses années, le philosophe américain Waldo Trine m'impressionne beaucoup. Ses pensées, élaborées au tournant du siècle dernier, ont formé la base de mon concept de santé et me servent chaque jour de points de repère. Il a dit ceci :

"Le temps viendra où l'activité du médecin ne consistera plus à traiter le corps, mais à guérir l'esprit qui guérira à son tour le corps. Autrement dit, le vrai médecin sera un philosophe et un maître dont le souci sera de garder l'homme en bonne santé au lieu d'essayer de le guérir une fois qu'il sera tombé malade.

Le vrai médecin ne traitera pas le corps par la médecine, il soignera plutôt l'esprit par des principes. Il enseignera aux hommes que la gaieté, la bienveillance, les gestes nobles, l'amour et la bonté ont sur le corps un effet tout aussi bénéfique que sur l'esprit, et qu'un cœur heureux est le meilleur remède. Les pensées positives, pures, sont essentielles à la pureté du corps, l'harmonie intérieure et la pondération sereine." *

1 La maladie - Bonheur ou malheur ?

Un bilan actuel de santé

Si nous considérons l'évolution de la médecine à la fin de ce siècle, de nombreuses questions demeurent sans réponse : Comment se fait-il que nous, les médecins, menions un combat apparemment vain contre les maladies ? Pourquoi de plus en plus de gens tombent-ils de plus en plus souvent malades ? Pourquoi y a-t-il sans cesse de nouvelles maladies graves, malgré les progrès énormes de la médecine et l'accroissement du nombre des médecins ? Comment se fait-il que le

---

* S. Ralph Waldo Trine : "In Harmonie mit dem Unendlichen". Stuttgart 1991

nombre des maladies chroniques en Allemagne ait sextuplé au cours des quarante dernières années ?

Un matin, je fus surpris de lire dans un journal que, selon un sondage de grande envergure, un Allemand sur deux ne s'estimait pas "bien portant" et qu'un sur trois se trouvait "malade".

Un certain scepticisme m'envahit tout d'abord, même si, depuis longtemps déjà, j'en étais arrivé en mon for intérieur à des conclusions semblables. Je décidai donc d'aller au fond des choses et de consulter les chiffres officiels.

Le résultat me bouleversa. Il me conforta cependant dans mon projet de chercher les véritables causes de cette misère.

Depuis plusieurs dizaines d'années, une nouvelle épidémie se propage toujours plus rapidement, de mémoire d'homme la plus grande épidémie. Il n'y eut jamais autant de victimes. Son nom : la maladie de la civilisation.

D'autres données le confirment : en Allemagne, le nombre des malades chroniques est estimé à 1,7 million. Le rapport de l'Office fédéral de la statistique compte 10 millions de citoyens incapables d'exercer leur activité habituelle pour raison de santé, 10 millions d'hypertendus, 14 millions d'obèses, 2 millions d'alcooliques et 2,5 millions de personnes qui vont chaque année à l'hôpital et y restent 17 jours en moyenne. On estime le nombre des nouveaux cas de maladie provoqués par des médicaments à environ 600.000 chaque année. Selon les comptes rendus officiels (source : Wiedemann 1989), 25 000 personnes meurent chaque année d'une intoxication médicamenteuse. Dans les pays industrialisés, une personne sur trois est atteinte d'un cancer, une sur cinq en meurt. Malgré des thérapies considérablement améliorées, ces chiffres n'ont pas diminué ces dernières années. 250 000 personnes meurent donc chaque année en Allemagne des suites d'un cancer ; en comparaison, environ 600 000 meurent de maladies cardio-vasculaires.

En contrepartie, chacun dépense en moyenne 4492 DM par an pour sa santé, ce qui a entraîné l'explosion des coûts de la sécurité sociale qui sont passés de 2,5 milliards en 1950 à 300 milliards en 1990. Alors qu'en 1950, on dépensait 1,5 % du produit national brut pour la santé, on en arrivait déjà à 30 % en 1990 (source : Schipperges).

Comment expliquer ce bilan, alors que des milliards sont dépensés pour la recherche, les comprimés, les appareils et les médecins ? Pourquoi y a-t-il toujours plus de malades ? Ce fait étonnera encore plus quand on pense que 96 % des Allemands naissent en bonne santé et ne manquent généralement de rien.

L'avenir de chacun, tout comme celui de l'humanité, est entre nos mains.

Il faut que nous arrivions à découvrir les interactions supérieures et à mettre en pratique le savoir qui en résulte, afin d'arrêter enfin ce processus d'autodestruction.

Parallèlement à une lente contamination de l'environnement, on peut observer qu'un processus d'intoxication fait de plus en plus de ravages chez l'homme. Nous exploitons la Terre à outrance et ne nous comportons pas beaucoup mieux vis-à-vis de nous-mêmes. Ainsi, nous détruisons, dans les petites choses comme dans les grandes, les fondements de notre existence.

Tout comme la nature se bat pour survivre, chaque être humain doit chaque jour se battre pour sa santé. Nous devons tous reconnaître que nous sommes seuls responsables de nous-mêmes et de notre avenir, puisque nous sommes les architectes de notre vie et de notre corps et que nous décidons nous-mêmes de la force de la santé ou de la maladie qui nous accompagne tout au long de notre vie.

"La santé n'est pas tout, mais sans elle, rien en va", constatait déjà Schopenhauer. Et pourtant, personne n'a la santé qu'il pourrait en fait toujours avoir en vertu de sa nature.

Que doit-on ressentir quand on est vraiment en bonne santé? L'Organisation Mondiale pour la Santé (OMS) définit la santé comme "un état de bien-être physique et psychique". Selon la définition générale, la maladie est "un trouble de certaines régulations dans le corps, un déraillement d'un équilibre intérieur du métabolisme, une lésion d'un organe qui nécessite une réparation appropriée". Mais d'où vient cette lésion ? Quelle est la cause de la maladie ? Pourquoi touche-t-elle l'un "par hasard", mais pas l'autre ? Que signifie la maladie pour l'homme ?

La maladie – un malentendu

La médecine naturelle fait la différence entre la maladie et le symptôme que l'on qualifie également de maladie, ce qui prête à des malentendus. Pour le médecin spécialiste des thérapies naturelles, le symptôme est l'expression d'un processus de guérison et ne doit être en aucun cas réprimé. Diarrhée, toux, rhume ou fièvre sont les signes d'un processus d'autonettoyage et de désintoxication grâce auxquels le corps cherche à rétablir un équilibre perturbé.

Ce qu'on appelle "refroidissement" est l'un des meilleurs exemples d'une maladie fondamentalement mal comprise. La diversité des symptômes montre l'ampleur de la "guerre" que mène le système immunitaire pour débarrasser des microbes la gorge, le nez, les sinus, les bronches ou la trachée-artère par l'intermédiaire de la sécrétion des muqueuses. La fièvre par exemple indique une production accrue de cellules de défense ; la fatigue et le manque d'appétit signalent que les réserves d'énergie se concentrent sur les processus de guérison : un système d'autoguérison parfaitement agencé par la nature, qui fonctionne de manière optimale tant qu'on ne l'en empêche pas...

On prescrit bien trop vite des remèdes contre la fièvre, la diarrhée, le rhume, la toux ou autres symptômes. Certes, cela peut s'avérer utile dans les cas extrêmes ; mais en règle générale, cela provoque uniquement un nouveau déséquilibre et cause souvent, à la longue, plus de dommages que de bienfaits. Tant qu'on peut espérer que le corps viendra tout seul à bout des agents pathogènes, on ne peut que déconseiller expressément l'utilisation d'antibiotiques pour une grippe sans gravité puisqu'ils déclencheraient, à long terme, un affaiblissement considérable du système de défense dont dispose le corps.

"*Medicus curat, natura sanat*" – le médecin soigne, la nature guérit. Cette vieille maxime est le leitmotiv de tout médecin qui se sert de thérapeutiques naturelles. Il aplanit le chemin qui mène à la guérison. Il aide le patient à retrouver naturellement l'équilibre de son métabolisme sans susciter de nouveaux déséquilibres par des substances chimiques.

La maladie - une invitation à un développement plus poussé

Sur le plan philosophique, la médecine naturelle s'est également fixé pour but d'engager l'homme à vivre de nouveau en harmonie avec sa propre nature, à vivre de plein gré avec elle et non contre elle. Si l'homme enfreint les lois naturelles, il ne parviendra donc pas à vivre en équilibre harmonieux avec la nature ; un correctif, un signal d'alarme naturel apparaîtra donc pour attirer l'attention sur cette infraction, le symptôme ayant pour but de dénoncer des circonstances non conformes à la nature. Son objectif n'est pas de nous punir, mais de nous inciter à rétablir autour de nous l'équilibre naturel.

Etant donné que le mot "nature" a la même signification que "création" (*natus* signifie "naître") et que création et créateur sont inséparables, la confiance en la nature n'est rien d'autre que la confiance en celui qui l'a créée, la confiance en Dieu, le Créateur.

C'est ici que le cercle de ce qui se passe sur terre se referme pour le croyant comme pour le païen ; c'est ici que repose la base véritable d'une compréhension profonde de la maladie. Toute transgression des commandements de l'entendement divin qui nous a créés, nous et la nature, n'est finalement qu'une violation de l'ordre divin, un refus d'obéissance au Créateur. Quand l'homme contrevient à l'harmonie voulue par Dieu, il ne vit pas en harmonie avec les lois de nature et l'idée du

Créateur, et la nature réagit en lui envoyant un message.

Si thérapeutes et patients réussissent à déchiffrer et à interpréter les termes de ce message, d'autres symptômes deviennent inutiles et une véritable guérison à la racine du "mal" peut avoir lieu.

La maladie - un stimulant pour une guérison en profondeur

Les caractéristiques de chaque maladie renferment des informations concrètes sur ce qui manque véritablement au malade pour guérir. Si le médecin l'aide à reconnaître les relations supérieures de cause à effet, un symptôme agissant jusqu'alors comme stimulant dans la reconnaissance de soi-même peut s'estomper, puisque cette reconnaissance devient possible d'une autre manière. Cela suppose néanmoins la disposition du malade à se centrer sur sa propre personne et à soumettre ses habitudes et ses comportements à un examen critique. La maladie lui en donne du moins largement l'occasion, puisqu'elle lui permet d'être seul. La solitude rappelle ce qui a été dit plus haut. Seul, redevenu l'élément d'un tout, le malade a la chance de rétablir le contact avec la nature et donc avec le Créateur, de renouer ses relations perdues avec Dieu pour guérir dans cette connaissance.

Guérir par la connaissance

Chaque forme de maladie nous aide à réfléchir plus avant sur nous-même. Elle nous permet de vivre avec plus de lucidité en nous donnant entre autres le temps, que nous n'aurions pas pris de plein gré, de nous reposer, de musarder, de méditer sur nous-même.

Si nous parvenons à comprendre, grâce à un diagnostic précis, le langage parabolique des symptômes et leur message, la connaissance que nous en tirons représente la clé de la thérapie.

Si le diagnostic exact fait prendre conscience des liens profonds entre causes et effets de la maladie, il provoquera chez le patient une poussée évolutive. Ainsi, la maladie sert finalement à faire mûrir et évoluer encore la personnalité du patient. Son but est d'attirer l'attention de l'homme sur ses habitudes, ses comportements et sa façon de penser contraires à la nature et de lui faire réaliser que dans sa vie, quelque chose est en marge de l'ordre, de l'équilibre harmonieux. Le symptôme ou la maladie veut l'inciter à faire le pas nécessaire dans son évolution pour arranger la situation. Si elle est bien comprise, la maladie sert à l'évolution, au passage de l'*Homo "prae"sapiens* au véritable *Homo sapiens*. Elle correspond ainsi au nouveau dessein de la nature qui s'applique constamment à continuer son évolution et à faire, du chaos, naître l'ordre.

Un vrai diagnostic remplace déjà une grande partie de la thérapie (*diagnosis* signifie "connaissance"). Plus le diagnostic (la connaissance) est bon, moins la thérapie sera intensive. Un diagnostic absolument parfait ne nécessiterait donc aucune thérapie, un diagnostic valable à 60 % impliquerait 40 % de thérapie. Si le diagnostic ne permet aucune conclusion, comme c'est, en général, malheureusement le cas aujourd'hui, 100 % de thérapie sont indispensables (des médicaments par exemple).

Maladie et douleur

La douleur est le médecin que nous écoutons le plus. A la bonté et à la sagesse, nous ne faisons que des promesses, mais nous obéissons à la douleur.

Marcel Proust

La douleur est certainement l'avertissement le plus clair envoyé par le corps pour indiquer la disharmonie. La douleur physique est la plus fortement ressentie; néanmoins, la douleur psychique n'est guère plus agréable. Elle se manifeste sous forme de soucis, de culpabilisation, de remords, de contradictions, de désarroi et autres. La douleur émotionnelle s'exprime également par la peur, le chagrin ou la colère.

Sous quelque forme qu'apparaisse la douleur, elle déclenche toujours un besoin de changement et tente de nous réveiller de notre profond sommeil. Toute douleur indique, comme une petite lampe rouge d'avertissement, ce à quoi nous devrions prêter beaucoup plus d'attention.

Nous pouvons encore nous accommoder d'une petite douleur, mais elle va en s'amplifiant si nous la méprisons, jusqu'à ce que nous soyons définitivement obligés de changer fondamentalement notre vie. Ainsi, nous devons d'abord nous battre pour traverser des nuages sombres avant de parvenir de l'autre côté, dans un endroit lumineux. L'important, c'est la décision de vouloir changer quelque chose, et puis aussi d'avoir la force de volonté et le courage de le faire, sans abandonner prématurément.

Il ne faut jamais croire que les douleurs, comme les maladies en général, les "coups du sort" ou les "périodes difficiles", sont une punition ou une épreuve envoyée par Dieu ; il s'agit plutôt d'une invitation bien intentionnée, sur mesure, à apprendre et à évoluer. Un vieux proverbe dit : "Les sages apprennent par le malheur, les sots y retombent sans cesse, car lorsqu'on n'écoute pas les conseils, on s'instruit à ses dépens."

La maladie – un blocage d'énergie

On peut définir le corps humain comme un champ énergétique parcouru par un courant d'énergie régulier.

Quand nous sentons en nous beaucoup d'énergie, nous nous sentons vivants. Quand nous ne percevons que peu d'énergie, nous avons l'impression d'être exténués, usés. Il s'agit de deux états différents de perception d'une énergie qui circule toujours dans un même flux. Seule notre disposition d'esprit vis-à-vis de cette énergie détermine son degré d'intensité.

Imaginons que l'énergie circule comme de l'eau dans un tuyau, de manière régulière, de haut en bas. L'équilibre d'écoulement sera assuré jusqu'à ce qu'un obstacle surgisse à un endroit et provoque des turbulences. Nous éprouvons ces "turbulences" sous forme de sensation désagréable ou même de douleur psychique ou de stress. La virulence de cette sensation désagréable dépend de l'intensité avec laquelle nous percevons l'énergie qui circule, et de l'importance du blocage qui gêne l'écoulement.

L'énergie qui peut circuler en nous librement nous donne l'impression d'être heureux, alors que l'énergie bloquée nous fait mal. Plus le blocage est important, plus l'accumulation d'énergie est grande et cette dernière doit alors chercher d'autres moyens de s'échapper. La douleur ou le stress provoquent le besoin d'évacuer de l'énergie ou de se débarrasser de l'obstacle en présence. C'est précisément ce qui fait reculer la plupart des gens ; la peur des conséquences qu'ils auraient à supporter, ainsi que le manque de courage et de confiance en leur propre voie, empêchent les gens d'écarter de leur vie ce qui leur barre la porte du Paradis.

Il est plus facile de laisser échapper l'accumulation d'énergie par des "soupapes".

L'énergie excédentaire ou refoulée peut être par exemple déchargée grâce aux soupapes suivantes :

1. Toxicomanie, nicotine ou alcool
2. Activités sportives
3. Tendance à s'exposer à des dangers, recherche des émotions fortes
4. Agression, cruauté
5. Sexualité, orgasmes
6. Abus de nourriture
7. Épuisement et surmenage physiques ou intellectuels

Souvent, ces soupapes ne suffisent encore pas, de sorte que finalement, maladies ou blessures servent à se débarrasser de l'énergie accumulée. Les maladies sont donc l'expression d'une rétention d'énergie déclenchée par des blocages intérieurs.

On compte parmi les blocages intérieurs les formes de pensée négatives qui mettent le corps dans un état de tension et bloquent ainsi la libre circulation (qui apporte le bonheur) de l'énergie vitale, ainsi que les "obstacles émotionnels" tels que chagrin, contrariété, envie, jalousie, dépression, colère ou peur.

Mais un mauvais maintien, un manque d'exercice ou la négligence du corps peut également bloquer le flux d'énergie.

Un grand nombre de blocages chroniques ont leur source dans l'enfance, dans les modèles d'éducation erronés, extrêmes ou contre nature des parents qui ne purent à leur tour transmettre à leurs enfants que ce qu'ils portaient en eux. Dans la prime enfance, l'inconscient est marqué par des empreintes dont l'être humain doit, si les circonstances s'y prêtent, supporter le fardeau sa vie durant (on parle bien de "l'enfant qui est en nous").

D'après mon expérience, les Cinq "Tibétains" sont les exercices les plus efficaces pour assurer le flux régulier d'énergie et dissoudre les blocages intérieurs.

Le corps – miroir de l'âme

Au fur et à mesure que l'amour grandit, la beauté aussi grandira en toi.

Saint Augustin

Chaque homme assume à lui seul la responsabilité de son corps. Que notre corps nous plaise ou non, il nous faut vivre en lui et avec lui. A l'exception de ses prédispositions de base, le corps peut être façonné et modifié toute une vie durant. Si nous changeons des habitudes fondamentales et que nous commençons à vivre en accord avec les lois de la nature, notre corps se transforme lui aussi, et avec lui notre vie.

La qualité de notre vie correspondra toujours à la qualité de notre corps.

Les pensées et habitudes positives mettent en mouvement des forces qui modifieront en peu de temps aussi notre apparence. Nos sentiments les plus profonds, positifs ou négatifs, sont pour ainsi dire inscrits sur notre visage et nous accompagnent tout au long de la journée. La beauté intérieure, l'amour et le bonheur scintillent à travers tous les traits de notre visage.

Causes générales des maladies

L'établissement d'un diagnostic exact inclut la prise en compte inévitable des causes complexes de l'affection.

Selon la loi de cause à effet (chaque cause provoque un effet, tout comme chaque effet suppose une cause) toute maladie a une raison définissable. Un corps n'est jamais atteint "par hasard" et sans arrière-plan fondé. Souvent, on ne parvient pas à découvrir les véritables raisons et les motifs secrets d'une maladie, mais dans la plupart des cas, avec un peu de patience, on arrive à les déterminer.

Il faut cependant souligner que les maladies ne peuvent jamais être définies d'un point de vue purement physique ou purement psychique. Au contraire, elles naissent toujours d'une interconnexion des deux domaines. Ce n'est que lorsque les causes "physico-psychiques" d'une maladie ont été déterminées que l'on peut entreprendre une thérapie adéquate, si possible naturelle et biologique. Si le médecin procède de la sorte, l'art de guérir qu'il exerce pourra aboutir à une santé effective et surtout durable.

Cependant, avant de se consacrer aux questions plus importantes sur le sens profond de la maladie et l'apprentissage positif qui en découle, il convient d'énumérer les facteurs pathogènes facilement reconnaissables. Voici les plus fréquents :

1. Facteurs de l'environnement

- Déchets toxiques produits par l'homme : pollution atmosphérique, pollution de l'eau potable, additifs chimiques pour denrées alimentaires, insecticides, médicaments, hormones, amalgames dentaires, hydrocarbures, produits cosmétiques, gaz, produits de préservation du bois comme la formaline et d'autres ; surcharge de l'organisme par la dénaturation industrielle des substances nutritives, la consommation abusive d'aliments de médiocre qualité, les produits chimiques utilisés sur le lieu de travail et chez soi, la nicotine, l'alcool, les drogues, etc.
- Radiations : ondes électromagnétiques des appareils ménagers, conduites électriques, etc ; champs magnétiques, radiations telluriques, irradiation solaire, courants d'eau souterrains, radioactivité et autres.
- Pollution sonore, surabondance d'informations et de stimulants, stress...

2. Facteurs sociaux

L'environnement social contribue dans une large mesure à l'apparition de maladies. Les facteurs suivants peuvent avoir une influence considérable : conditions de travail, employeur, supérieurs, collègues, éloignement du lieu de travail ; compagnon/compagne, enfants, parents, beaux-parents, voisins ; solitude, habitat, situation financière, manque de perspectives, stress et bien d'autres encore...

3. Facteurs biologiques

Le bagage génétique prédispose à différentes maladies. Selon les découvertes les plus récentes, chaque être humain porte en lui une quantité variable de ce qu'on appelle des oncogènes (gènes responsables du cancer). On en a conclu que chaque homme mourrait du cancer s'il vivait assez longtemps. L'interaction complexe de facteurs externes fait que ces oncogènes sont activés plus tôt chez l'un, plus tard chez l'autre.

Outre une prédisposition héréditaire (malformations congénitales, maladies héréditaires, réceptivité pour le psoriasis ou autres affections de ce genre), les maladies dues au métabolisme ou le manque de ferments importants sont inclus dans cette rubrique. Parmi les facteurs biologiques, le rôle principal est cependant joué par le système immunitaire. Il préserve l'individualité de l'organisme et fait fonction d'écran protecteur contre toutes les influences négatives. Sans la protection du système immunitaire, le corps se dégraderait en très peu de temps, comme nous le montre le SIDA.

On compte également, parmi les facteurs biologiques, des agents pathogènes tels que les bactéries, les champignons, les virus et les parasites, qui déclenchent des infections quand ils affectent un corps dont le système immunitaire est affaibli.

4. Facteurs psychologiques

Nos organes pleurent les larmes que nos yeux ne peuvent pleurer.

Proverbe chinois

Des aspects psychologiques accompagnent toute maladie ; dans la plupart des cas, les véritables agents pathogènes sont des facteurs psychologiques. La simple question du médecin (dont il ne saisit souvent pas lui-même la signification profonde): "Qu'est-ce qui ne va pas ? " acquiert une dimension toute nouvelle quand on se donne la peine de l'approfondir.

Ce qui ne va pas, c'est que le patient manque en général de liens sociaux agréables, d'amour, de reconnaissance, de courage, de respect venant de son conjoint, de compréhension dans sa famille, de la part de ses amis ou sur son lieu de travail. D'autres facteurs sont la peur, l'isolement, les vexations (ce qui vexe rend malade), les frustrations qui peuvent se décharger en agressions dirigées contre les autres ou soi-même – et donc en maladie -, les contrariétés, la haine de soi ou des autres, les complexes d'infériorité, les remords, les modèles d'éducation non assimilés, l'asservissement à des événements négatifs ou aux coups du sort, les conflits conjugaux, les problèmes avec les parents et les beaux-parents, la surcharge de travail que donnent les membres de la famille nécessitant des soins constants, les situations désespérées, le manque de perspectives, la surabondance de stimulants (télévision, magnétoscope, ordinateur, qui terrorisent nos loisirs), la jalousie, les émotions amassées suite a l'incapacité de pouvoir pardonner.

Quand l'homme reconnaît ces interactions, il lui faut avoir le courage et la volonté réelle de changer quelque chose. Souvent, la force et l'énergie psychiques lui manquent pour effectuer ces changements et prendre en charge la responsabilité de soi. Cette force peut néanmoins être libérée si l'on parvient à découvrir et à mobiliser les réserves d'énergie détenues par le corps. Fréquemment, l'échec est dû au manque de temps.

Le manque de temps pour les loisirs et la prise de conscience de sa propre personnalité est l'un des maux fondamentaux de notre époque. La technicisation croissante et la multitude des possibilités de distraction agréables ("la télévision est plus plaisante que l'oisiveté") éloignent de plus en plus l'homme moderne de sa véritable nature, de même que l'habitant des grandes villes a souvent perdu tout rapport avec la nature. Mais comment quelqu'un peut-il trouver et développer son propre équilibre, la confiance en soi et sa propre valeur quand il est à peine en contact avec lui-même, qu'il ne se connaît pratiquement plus puisqu'il passe trop peu de temps avec lui-même ? L'homme a perdu sa simplicité – ce qui fait son désespoir sans qu'il en soit conscient. Prendre son temps pour les loisirs et la solitude est la seule voie effective pour mobiliser de l'énergie et rétablir les liens avec la nature. Une nutrition modérée, de qualité supérieure, l'exercice, le sport, l'hydrothérapie et les Cinq "Tibétains" contribuent à la réussite.

A notre époque, la santé ne peut plus être uniquement définie comme un état ; elle devient plutôt une *performance* qui doit être chaque jour renouvelée. A mes yeux, la santé est en train de devenir une image de marque faisant ressortir que son fier propriétaire est un homme discipliné qui prend soin de sa santé. Il convient néanmoins de ne pas uniquement considérer l'état physique, mais de tenir également compte de l'état psychique ainsi que des habitudes humaines et sociales.

Parmi les facteurs psychologiques pouvant déclencher une maladie, on trouve avant tout le manque d'*amour*, amour de soi et des autres. "L'amour est la clé de tout, l'amour est la clé de la vie et ce sont ses effets qui font bouger le monde" (Waldo Trine). Etant convaincu que l'amour est la clé du bonheur et de la santé éternelle, je lui ai consacré un chapitre particulier (voir page 91).

Thérapie holistique

La condition première pour la guérison de toute maladie est de considérer chaque individu comme un tout. L'intégration de l'environnement biologique, psychologique, social et écologique du patient permet d'établir un vrai diagnostic. Sur cette base, on peut commencer une thérapie globale qui associe l'âme et l'esprit autant que le corps.

Si des médicaments s'avèrent nécessaires pour appuyer le processus de guérison, le principe global sera tout aussi valable : chaque fois que possible, on interviendra avec des moyens naturels pour régulariser le métabolisme du corps ; si nécessaire (par exemple en médecine intensive), il faudra bien entendu avoir recours à des préparations chimiques.

Le système immunitaire

La condition première de la santé est un système immunitaire intact. Le corps a pour mission de protéger le corps des influences nocives venant de l'extérieur. Un grand nombre de facteurs déjà nommés aboutissent à un affaiblissement direct du système immunitaire dont dispose le corps.

Le graphique page 46 représente les charges permanentes que doit supporter le système immunitaire. On y découvrira les facteurs d'influence extérieurs auxquels notre système immunitaire est exposé quotidiennement. Un grand nombre de ces facteurs agissant également sur nous, il en résulte petit à petit une charge chronique et en partie une surcharge du système de protection. Ce dernier devient alors "perméable" et le corps est sujet aux maladies.

Une charge excessive dans un domaine entraîne inévitablement une réaction appropriée du corps. On citera comme exemples les maux de tête provoqués par l'alcool, le bruit ou le stress, la toux ou les spasmes respiratoires causés par une forte concentration d'agents polluants dans l'air (smog), les nausées ou les vomissements dus à une alimentation dénaturée ou excessive ; il n'y a pas de symptôme sans cause de déclenchement.

Mais cela montre aussi nettement que chacun d'entre nous peut fortement influencer l'intensité de son exposition aux facteurs négatifs. En même temps, grâce à des comportements et des méthodes d'entraînement simples et naturels, nous sommes capables d'activer notre système immunitaire et de préserver son efficacité.

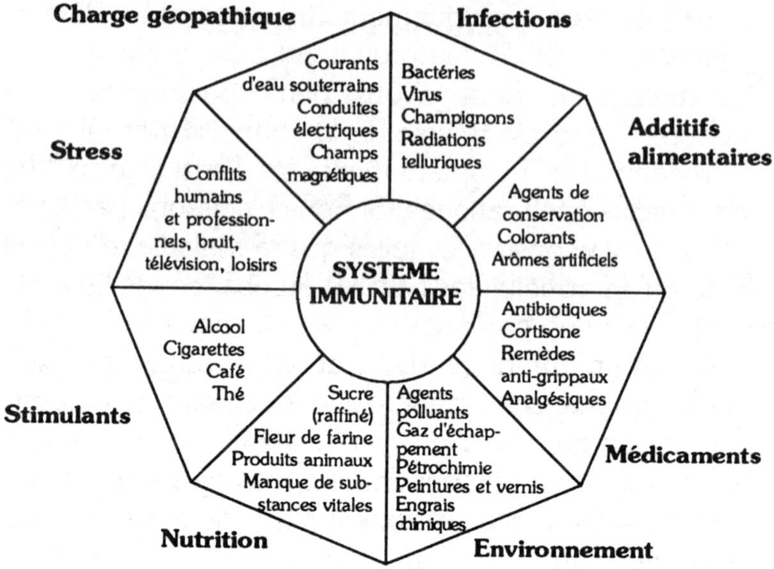

Nous pouvons en conclure que chacun de nous est l'architecte de son corps et décide lui-même de la force de sa santé ou de la maladie tout au long de sa vie, tout comme notre esprit, en tant qu'architecte de notre avenir, décide à chaque instant de l'intensité du bonheur ou du malheur que nous vivons et ressentons. Le cercle se referme avec la responsabilité personnelle : la responsabilité envers soi-même, envers la nature et par suite envers le Créateur.

Les maladies sont des signaux avertisseurs montrant que certaines lois ont été enfreintes par des comportements inadéquats. Elles ne représentent pas une punition, mais une opportunité d'apprendre et d'éviter des préjudices plus graves pour le corps et l'âme. Nous sommes soumis à un système d'autoprotection dont la perfection est pratiquement insurpassable. Il faut cependant savoir le comprendre et bien le manier.

Initialement, nous avons deux possibilités d'apprendre. L'une est la voie de la connaissance ; il s'agit de reconnaître "volontairement" les liens et d'en tirer des conclusions pratiques. Si nous n'agissons pas ainsi, il faut des circonstances telles que la maladie (ou encore ce qu'on appelle des hasards ou des "coups du sort") pour que nous comprenions et que nous mûrissions. Imaginez un enfant qui doit d'abord se brûler les doigts sur la plaque chauffante d'une cuisinière pour comprendre ce qu'on n'a pas pu lui enseigner auparavant par les mots. Si l'on considère les maladies sous ce jour, nous autres humains serions à plaindre si les maladies n'existaient pas...

Pour comprendre le contenu des leçons d'une maladie et permettre une guérison en profondeur, les questions suivantes peuvent nous aider :

- Que veut me dire mon corps en m'envoyant ce signal ?
- Sur quelle façon de penser ou quelle habitude contre nature ou déraisonnable veut-il attirer mon attention ?
- Que dois-je apprendre de la maladie, que dois-je modifier chez moi ?
- Quels sont les bons côtés de la maladie, de quoi me protège-t-elle, à quoi m'oblige-t-elle ?
- Quelles sont les circonstances qui précédèrent les premiers symptômes ?
- Est-ce que je me sers de ma maladie comme d'une alliée pour obtenir quelque chose ?

La maladie en tant qu'alliée

Il y a quelques mois, l'une de mes patientes atteinte de sclérose en plaques avoua inopinément qu'entre-temps, elle trouvait sa maladie extrêmement commode. Inconsciemment, elle s'était même fait une alliée secrète de la sclérose multiple qui entraîne une paralysie partielle. Son mari qui, pendant toute sa vie conjugale, ne lui prodiguait vraiment pas assez d'amour, de soutien et d'affection, lui donne maintenant à manger plusieurs fois par jour et l'aide pour chaque bagatelle. Elle obtient donc, grâce à sa maladie, le rapprochement et la sollicitude qu'elle avait souhaités en vain pendant des dizaines d'années ; mais elle sait bien qu'elle reperdrait tout cela si sa santé s'améliorait soudain...

Chez cette patiente, il fallut d'abord clarifier un point fondamental : *Le premier pas vers la santé est la décision de vouloir guérir.* Sans le souhait, sans la vision d'une santé rétablie, guérir est à mon avis impossible. La puissance de la pensée est toujours liée à l'état du corps et du monde qu'il se crée. Celui dont les pensées tournent uniquement autour de la maladie y reste enraciné.

Tous les modes de pensée qui accompagnent une maladie ont une influence décisive sur sa guérison ou son aggravation. Si la maladie est utilisée comme alliée puissante – pour obtenir quelque chose, conserver des habitudes agréables ou empêcher quelque chose (comme "preuve" convaincante qu'on ne peut pas travailler ou assumer d'autres tâches, par exemple) -, les chances d'une guérison rapide et totale sont fortement réduites. Les cas où un symptôme ou une maladie servent à satisfaire des besoins personnels sont extrêmement fréquents. Ici, seule la reconnaissance des interconnexions peut niveler le chemin de la guérison.

La transposition de la connaissance

La mise en pratique de ce que nous avons reconnu comme étant nécessaire – la mise en marche du changement – s'avère souvent problématique. "C'est vite dit" ou "Vous en parlez à votre aise", ces réactions, je les entends tous les jours.

Si nous voulons progresser, chaque maladie doit être considérée comme un défi qu'il s'agit de relever.

Nous décidons nous-même de nous mener la vie plus ou moins dure. Nous postons nous-même les dragons devant les portes du Paradis. Nous représentons souvent nous-même notre plus grand problème. Il existe pourtant des clés pour surmonter notre paresse, des ponts qu'on peut construire pour franchir le gouffre qui sépare la connaissance de la mise en pratique. Parmi ces auxiliaires, on compte les Cinq "Tibétains", des exercices, ou plutôt des rites, qui planifient la voie de la guérison. Dans l'un des chapitres suivants, je traiterai en détail des grandes possibilités qu'offrent ces cinq exercices. Au préalable, j'aimerais me consacrer aux messages de l'âme et à leur influence sur le déroulement de la guérison.

2. Messages de l'âme

Au cours de mon travail avec les patients, j'ai pu constater à plusieurs reprises que la plupart des tableaux cliniques et des symptômes d'une maladie coïncident avec une attitude psycho-intellectuelle fondamentale qui leur correspond.

On sait aujourd'hui que presque deux tiers de toutes les maladies sont déclenchées par des modes de pensée et attitudes erronés. Toutefois, cela ne s'applique pas qu'aux "mauvaises habitudes" courantes (tabac, boisson, excès de nourriture, télévision), mais aussi à des facteurs psychiques, à des comportements-types contre nature qui s'expriment jusqu'à un certain point par des phénomènes physiques. Le corps devient ainsi le miroir de l'âme.

La véritable thérapie, qui a pour but la guérison, doit donc toujours être amorcée à différents niveaux. L'analyse des facteurs psychiques doit être intégrée au plan thérapeutique, lequel comporte éventuellement des médicaments.

Les degrés d'aggravation d'un symptôme

Avant qu'un conflit ou un problème n'apparaisse sous forme de symptôme, la voie intérieure ou intuition se fait tout d'abord entendre. Elle essaie de nous montrer le chemin approprié, autrement dit naturel et raisonnable. Dominée par l'égo, la raison refuse ce chemin pour des raisons logiques ou instinctives. Dans un premier temps, il n'en reste donc qu'une impression "déplaisante" qui se manifeste au niveau inférieur par de l'irritabilité ou des cauchemars.

Si l'on continue à ignorer la voie intérieure, de légers troubles tels qu'insomnie ou faiblesse apparaissent alors. Des maux de tête peuvent venir s'y ajouter (incitation à se "casser la tête" jusqu'à résolution du problème).

Si l'on s'obstine à ignorer ces signes, un premier trouble visible peut apparaître, une irritation ou un rhume par exemple. Sur le plan physique, on distingue peu à peu l'emprise intérieure depuis longtemps active. La requête de l'organisme est exposée à nouveau, cette fois douloureusement ; plus la douleur est forte, plus l'appel à respecter les signes est pressant et plus la prière de changer quelque chose de capital est instante. Il est possible qu'un trouble refoulé durablement se manifeste à la longue sous forme de maladie chronique qui rappelle sans cesse qu'un changement doit s'effectuer au niveau de la conscience.

Tout comme, en cas de blessure, le corps mobilise ses forces curatives qui s'unissent pour refermer la plaie, notre corps envoie des avertissements opportuns au niveau qui convient, afin que nous puissions peu à peu modifier les modes de pensée ou de comportement qui nous rendent malades.

Le langage de l'âme et son interprétation

J'aimerais maintenant mettre en évidence quelques-uns des principaux symptômes et leurs fondements psychiques corrélatifs.

Les principales idées qui m'incitèrent à établir cette liste me sont venues en lisant une étude de grande envergure de l'Université de Yale, publiée en Allemagne par Louise Hay (voir bibliographie). Au fil des années, j'ai observé ces facteurs chez mes propres patients. Il s'en dégagea des corrélations frappantes qui motiveront, je le souhaite, tout lecteur souhaitant réfléchir sur les causes psychiques profondes de sa maladie. Ces exemples fournissent au médecin traitant une entrée dans une thérapie sous forme d'entretiens psychothérapiques qui devrait à mon avis faire partie de tous les concepts thérapeutiques.

1. Maladies cardio-vasculaires

Le cœur est le centre de l'amour et des émotions. Suite à un manque d'amour, de joie ou de sentiments, le cœur peut un jour "se briser" ou "se déchirer". La dureté ou le manque de cœur peuvent aboutir à une décharge d'énergie agressive accumulée qui n'a pas été vécue (infarctus).

Arythmie : le patient trébuche sur des problèmes émotionnels ; stress ; manque de joie ; la vie ne suit plus le rythme.

Artériosclérose: engourdissement du mode de pensée ; rigidité qui se fixe dans les vaisseaux ; résistance ; tension.

Dépôts de cholestérol: la "joie de vivre" devrait circuler dans les artères – mais celles-ci sont bouchées ; incapacité de se réjouir.

Hypertension: tensions intérieures suite à des conflits non résolus ; constamment sous pression sans pouvoir lâcher de la vapeur ; problème émotionnel difficile pendant des années.

Troubles circulatoires: peur de ne pas réussir ; manque d'espoir, abattement (souvent trop peu d'amour pendant l'enfance).

Évanouissement: fermer les yeux devant quelque chose ; ne pas être à la hauteur d'une situation – on se soustrait à la responsabilité; se retirer avant que la situation ne s'aggrave.

Œdèmes: incapacité de se séparer du passé ou d'une personne.

Varices: découragement ; se trouver confronté à une situation qu'on déteste ; surmenage et surcharge ; insatisfaction.

Anémie: manque de joie dans la vie ; mépris ; acharnement ; peur de vivre.

Gangrène: pensée pathogène, qui dévore intérieurement ; la joie est noyée dans des pensées négatives.

2. Maladies des organes respiratoires

Les poumons symbolisent la faculté d'accueillir la vie en soi. La respiration nous relie à la vie qui nous entoure ; elle représente un moyen de contact et de communication. Inspirer et expirer correspondent aux actions de donner et de prendre. Les maladies respiratoires signalent en général des relations perturbées avec autrui. On dit que quelque chose ou quelqu'un nous "coupe le souffle" ou ne nous laisse pas le temps de "reprendre notre souffle".

Bronchite: le corps veut se débarrasser de quelque chose d'accablant ; environnement familial souvent "enflammé".

Pneumonie: peur, désespoir ; lassitude de vivre ; deuil, blessures émotionnelles.

Asthme: trop peu d'amour ; incapacité de respirer ou de vivre seul ; accablement ; pleurs refoulés, peur de vivre.

Problèmes respiratoires, peur d'étouffer: peur ou refus de laisser la vie pénétrer entièrement en soi ; sentiment d'être étouffé par son partenaire.

Maux de gorge: colère ravalée ; on se sent incapable d'exprimer son moi ; refus de changer.

3. Maladies des organes digestifs et excréteurs

L'estomac doit recevoir et digérer notre nourriture, mais il reçoit et digère également nos impressions, ce qui nécessite un certain degré d'ouverture et de réceptivité. Si la franchise et la tolérance ne sont pas vécues, un déséquilibre surgit. On "ravale" trop vite des choses qui nous "restent sur l'estomac" et nous "coupent l'appétit". Quand les agressions et les sentiments sont constamment dirigés vers l'intérieur, "ravalés", ce "déchiquetage" intellectuel et psychique peut provoquer des ulcères ou un cancer de l'estomac.

Gastrite: incapacité de digérer ce qui est nouveau ; conflit et ennuis dont on ne sait se débarrasser ; incertitude constante ; sérieuses appréhensions.

Hémorroïdes: colère à propos du passé; crainte et incapacité de laisser le passé derrière soi ; déception ; accablement ; sentiment de culpabilité.

Pancréas: colère et déception parce que la vie semble avoir perdu ses bons côtés ; regret de ce qui aurait pu être ; soucis.

Vomissements: peur de ce qui est nouveau ; refus d'une chose indigeste.

Problèmes intestinaux: obstruction du canal excréteur par des dépôts résiduels de vieilles pensées confuses ; incapacité de laisser le passé se manifester ou de s'en débarrasser ; attachement inconditionnel ; avarice.

Diarrhée: peur d'une situation présente ; surmenage ; rejet.

Flatulence: peurs non assimilées et attachement à d'anciennes idées ; refus de vouloir avaler quelque chose (conséquence : on "avale de l'air").

Calculs biliaires: amertume, colère non apaisée ; émotions instinctives débordantes ; opposition aux changements (calculs : agressions "coagulées"); le colérique "déverse sa bile".

Problèmes de vessie: anxiété retenue ; sensibilité; oppression psychique qui se déplace dans la vessie (voir aussi "Maladies infectieuses").

Problèmes rénaux: critique ; déception venant en général du conjoint.

Calculs rénaux: flux évolutif bloqué; engorgement dû à une fixation sur des problèmes et modes de pensée anciens.

4. Maladies des glandes

Problèmes thyroïdiens: sentiment d'être opprimé; la vie passe sans qu'on en profite ; "Je n'ai jamais l'occasion de faire ce que je veux vraiment ; je n'ai jamais pu vraiment me développer et vivre ma vie – à quand mon tour ?"

Problèmes de prostate: peur de vieillir et de perdre sa virilité; abandon ; peur d'être impuissant (peur de défaillance sexuelle); sentiments inconscients de culpabilité sexuelle.

5. Maladies du système nerveux et des organes sensoriels, problèmes psychiques

Les *maux de tête* signalent un problème obligeant à se casser régulièrement la tête. Une personne ou une situation "tape sur les nerfs". Souvent, cet état est également lié à une autocritique ou à une peur. La migraine indique de manière particulière une résistance à accepter le flux de la vie. Les accès migraineux fréquents viennent aussi très souvent d'un déséquilibre sexuel ou d'une frustration. Les désirs et fantasmes qui ne peuvent être vécus passent inconsciemment du bas ventre à la tête. Les céphalées de tension indiquent une énorme tension et une contrainte extrême de réussir. Une grande ambition ou un perfectionisme accentué peuvent encore aggraver cette douleur.

Les maux de tête sont un exemple typique de signal envoyé par le corps pour avertir, pour attirer l'attention sur un mode de pensée et un comportement contre nature et pour inciter à résoudre enfin une situation oppressante.

Douleur (en général): sentiments de culpabilité, autopunition inconsciente (tentative de payer pour sa faute); douleur émotionnelle qui se répercute sur le corps ; recherche d'amour et de soutien (douleur chronique).

Dépression: isolement ; conviction de ne plus rien valoir ; essai de susciter l'intérêt et d'être apprécié; la vie est ressentie comme dépourvue d'espoir et de sens ; peur de vivre ; reproches faits à soi-même ; sentiment de culpabilité.

Dépression nerveuse: on est très fortement enchevêtré dans son ego; égoïste; fermé à l'amour qu'on donne aux autres.

Nervosité: anxiété, manque de confiance en soi et dans le déroulement de la vie; personnalité fébrile, inquiète, qui ne peut être seule avec elle-même; manque de confiance en soi et incapacité de s'estimer à sa propre valeur; souhait de toujours bien faire.

Vertige: sentiment d'incertitude, manque de soutien; pensées disparates; la réalité chancelle; refus de voir la réalité en face; manque de concentration sur les choses essentielles.

Faiblesse: besoin constant d'une phase de repos; surmenage, mise à l'épreuve permanente et abusive de ses propres forces; vif désir de reprendre son souffle intellectuellement; absence de motivation par manque de rêves et d'objectifs.

Fatigue: abaissement du niveau de stress toléré; ennui; manque d'amour pour ce qu'on fait; vivre n'est plus un plaisir; trop grande responsabilité; avec l'âge: fatigue de vivre parce que la vie semble avoir perdu son sens.

Insomnie: conflits quotidiens non assimilés; incapacité de se distancer de la journée; pensées disparates, angoisses, méfiance vis-à-vis de l'évolution de la vie; sentiments de culpabilité surgis du passé, qui rongent sans qu'on s'en rende compte; doutes sur les décisions prises; sous-évaluation de soi.

Crampes et convulsions: fuite devant soi-même et devant la vie, refus de la vie ; lutte, violence envers soi-même ; tension intérieure ; pensées-types inflexibles ; peur, attachement à d'anciens modes de pensée.

Tremblements et tressaillements: peur d'être observé par autrui ; moyen d'attirer l'attention (par exemple en cas de dépression).

Parkinson: volonté de dominer et de contrôler tout et tout le monde ; pensée étroite, tendue ; réflexions paralysantes, enlisement dans de vieux modes de pensée ; répugnance à changer ou à s'adapter et à se soumettre.

Sclérose en plaques: dureté de cœur ; froideur émotionnelle, manque de chaleur ; dureté mentale, volonté de fer, intransigeance ; tentative de commander et de dominer les autres, ce qui aboutit au résultat contraire et fait prendre conscience que l'on vit avec les autres et les uns pour les autres.

Apoplexie cérébrale: interruption du flux de la vie et de la joie ; résistance ; refus de la vie.

Problèmes auriculaires: refus d'entendre quelque chose ; refus d'écouter la voie intérieure ; obstination.

Problèmes oculaires: "Qui se refuse à voir ne verra jamais" ; refus de regarder le passé, le présent ou le futur en face ; refus d'affronter le moi ; aversion pour ce qu'on doit regarder chaque jour ; envie de fermer les yeux devant une situation désagréable, refus de voir quelque chose ; manque de clairvoyance – peur de l'avenir (myopie); incapacité de voir et de savourer les choses agréables qu'offre l'instant – peur du présent (presbytie).

Énurésie: pression énorme et constante, peur (du père en général); sentiment d'être abandonné et incompris.

6. Maladies de l'appareil locomoteur

Les os forment la charpente intérieure du corps en lui conférant structure et soutien. On ne parle donc pas sans raison de personnes marchant la tête droite ou courbées et d'attitude inflexible ou rigide.

Rhumatismes, arthrose, ankylose : inflexibilité; manque de vivacité et de souplesse intellectuelle ; attachement borné à de vieux modes de pensée ; amertume chronique, rancune ; manque de véritable amour ; refus de modifier un point de vue où on s'est embourbé, immobilisé dans la rouille ; besoin de critiquer en permanence.

Disques intervertébraux : situation négative constante qui "casse les reins, la colonne vertébrale"; le fardeau ne peut plus être porté; on se sent brisé dans sa fierté et délaissé par la vie ; manque de soutien et d'assistance.

Problèmes de dos: manque de soutien émotionnel ou financier ; peur de perdre ou de manquer d'argent ; refus de continuer à porter "le fardeau de la vie".

Goutte: besoin de dominer tout le monde ; caractère impatient.

Nuque raide: opiniâtreté, entêtement ; refus de considérer une chose sous un autre angle.

7. Maladies de la peau et des muqueuses

La peau est l'organe de contact et de délimitation face à notre environnement. Les deséquilibres qui règnent en nous ou dans notre entourage heurtent cet organe des deux côtés. Il devient le lieu d'un combat qui se déroule en nous, mais qui veut en sortir, se frayer un chemin à l'air libre. Ainsi, ce qui dérange intérieurement apparaît sur la peau. Quelque chose "démange"; se gratter équivaut à creuser ou fouiller à la recherche de ce qui est caché, de ce qui demande à être découvert et libéré. L'état de la peau est l'expression d'un état intérieur. On dit ainsi d'une personne sensible qu'elle a "les nerfs à fleur de peau"; celui qui est robuste a par contre "la peau dure". La peau moite est plutôt en rapport avec l'incertitude, tout comme une peau rougie dévoile l'irritabilité.

Acné: répression inconsciente par peur, manque d'assurance ou par honte, d'une chose qui veut se manifester extérieurement ; incapacité de trouver son véritable moi et le toi, problèmes au niveau de la sexualité.

Herpès zoster: tension intérieure de longue durée ; indécision et incertitude ; douleurs résultant d'agressions non exprimées.

Éruptions cutanées: sentiment de menace dans ses propres limites ; tendance à "regimber" pour se protéger ; les émotions réprimées par manque d'assurance veulent se manifester de manière visible.

Psoriasis, neurodermite: sentiment d'être délaissé; quête d'amour et d'estime ; peur d'être blessé, offensé; conflit entre le désir et la peur de proximité; répression et blocage des sentiments éprouvés envers soi-même ; construction d'une "carapace" qui protège de l'entourage.

Allergie: défense physique exagérée contre une substance que le corps a déclarée hostile, lutte inconsciente, agressivité envers une chose qui angoisse et que l'on refuse ou refoule (allergie au pollen : peur de la sexualité); la défense est le contraire de l'amour, l'amour de domaines précis qu'il s'agit d'accepter.

Chute de cheveux: les cheveux (en particulier les cheveux longs) symbolisent la liberté, la force et la puissance ; attitude dominante, énergique, essayant de contrôler et de dominer tout et tout le monde ; peur, tension psychique ; la chute de cheveux est la demande pressante de ne plus dominer les autres et de reléguer fierté, vanité et ego au second plan.

8. Maladies infectieuses

Une infection peut facilement se déclarer quand le système immunitaire est affaibli. Tout fardeau psychique étant préjudiciable aux fonctions du système de défense, une infection dénonce également un conflit psychique qui n'a pas pu être résolu. Ce conflit fait alors rage dans le corps sous forme d'inflammation. Il provoque les effets suivants :

- on prête attention au conflit
- on est incité à y trouver une solution
- on est appelé par l'immobilité (en gardant le lit par exemple) à trouver suffisamment de temps et de calme pour résoudre un conflit et guérir.

Refroidissement: conflit bloqué (peut-être uniquement des ennuis ou du surmenage) qui veut évoluer ; on en a "jusque là"; trop de choses s'abattent soudain sur quelqu'un.

Inflammation: pensées exaltées, la personne "voit rouge"; peur, colère.

Abcès, furoncle: conflit intérieur qui n'a pas pu se libérer au niveau psychique et s'extériorise maintenant pour "exploser" au niveau de la peau ; colère, contrariété, vexation ou offense ; pensées en effervescence (même inconsciemment), qui "débordent".

Cystite: lâcher prise (laisser couler l'urine) est ressenti comme une douleur ; malgré une forte pression (conflit) on parvient à peine à laisser partir quelque chose ; attachement peureux à de vieilles habitudes et opinions.

Sinusite: irritabilité fréquente vis-à-vis d'une personne proche.

Maladies vénériennes, SIDA: sentiments de culpabilité sexuelle qui remontent aux parents ; autopunition ; abnégation de soi-même ; incapacité de s'estimer à sa juste valeur ; sentiment d'impuissance à se défendre et conviction de se trouver dans une situation désespérée ; les maladies vénériennes obligent à la continence.

9. Toxicomanie

Derrière chaque toxicomanie se cache la recherche d'une chose dont on rêve, mais qu'on n'a pas pu obtenir jusque là par ses propres moyens. La toxicomanie est en même temps liée à une fuite devant la réalité et devant soi-même. On a ainsi recours à un produit de remplacement destiné à rendre la vie moins dure et moins éprouvante.

Haschisch: recherche d'un monde dénué de problèmes.

Cocaïne: recherche d'amour, d'estime et de succès.

LSD: recherche d'aventures et d'impressions nouvelles ainsi que d'un élargissement de la conscience.

Héroïne: fuite parfaite devant la confrontation avec notre monde.

Alcool: fuite devant les conflits.

Sucreries: faim insatiable d'amour et de la douceur de vivre.

Boulimie: faim de vie, d'amour et de nourriture émotionnelle, qu'on peut à peine apaiser ; tentative de combler un vide intérieur au niveau physique : frustration, manque de confiance en sa propre valeur (= cercle vicieux).

Anorexie: fuite devant la féminité et la sexualité; en général, parents très dominants et extrêmement préoccupés ainsi qu'une forte contrainte à la réussite ; haine de soi-même ; peur extrême, manque de confiance en sa propre valeur malgré une apparence séduisante et de grands succès.

Tabagisme: désir de liberté et d'aventure que l'on essaie de stimuler par la cigarette – la fumée voile cependant les véritables désirs profonds et les enveloppe dans un nuage de fumée.

Onycophagie: défi vis-à-vis du père ou de la mère ; frustration ; "rongement du moi", agressions intérieures.

10. Maladies gynécologiques

Problèmes menstruels: en général, protestation intérieure contre le fait de se donner véritablement, résistance contre sa propre féminité, contre le sexe et les hommes. Aggravation par la haine et la colère dirigées contre soi-même.

Problèmes sexuels: peur (souvent aussi du père); reniement du plaisir ; sexualité mal comprise (comme quelque chose de "sale"), le partenaire ne convient pas.

Problèmes pendant la ménopause: peur de ne plus être désirée en tant que femme ; refus de soi-même ;

peur de ne plus être séduisante ; peur de vieillir. Plus les maux sont prononcés, plus la compréhension et l'acceptation de ce processus naturel de transformation sont restreintes.

Problèmes pendant la grossesse, fausse couche: refus inconscient de l'enfant ; tentative de s'en débarrasser (vomissements).

11. Cancer

Le cancer est un morceau de vie qui a quitté l'ordre naturel des choses. Un déséquilibre intérieur entraîne une disharmonie au niveau cellulaire ; certaines cellules ne veulent plus se soumettre à la structure globale de l'organisme et font acte d'indépendance, se multipliant brutalement aux dépens de l'agglomération cellulaire qui les entoure. Le corps est exploité par la cellule qui l'habite. Cependant, la cellule ne tient pas compte de l'unité enveloppante dont elle fait partie et sans laquelle elle ne peut vivre. Ainsi, elle finira par mourir puisqu'elle détruit le corps qui l'abrite, anihilant ainsi ses propres fondements vitaux.

Le processus pathogène que nous pouvons observer au niveau réduit de la cellule cancéreuse trouve son pendant dans notre époque même. Le niveau actuel d'évolution de l'humanité est caractérisé par un asservissement et une destruction inconsidérés de la terre. On observe dans les différents foyers de civilisation une expansion à tous les niveaux et la réalisation égocentrique des intérêts et des buts personnels. Cette évolution est particulièrement prononcée dans le monde occidental, qualifié de "hautement civilisé". Mais c'est là que le cancer fait les plus grands ravages (en Allemagne, une personne sur quatre est atteinte d'un cancer !).

Le cancer est-il l'avertissement le plus violent dont se sert la nature pour attirer l'attention sur la situation globale qui nous menace ? Une théorie des philosophes naturalistes qui, à mon avis, devrait faire réfléchir.

Le cancer est donc une maladie de civilisation qui nous concerne tous et qui exige de notre part une modification de nos habitudes et de nos modes de pensée afin de préserver notre mère la Terre et avec elle les fondements de notre vie.

Cette comparaison globale, aussi intéressante qu'elle soit, apporte peu au malade atteint d'un cancer. Il convient de chercher dans chaque cas particulier des processus apparemment "dégénérés". Chaque individu doit reconnaître que des décisions égocentriques ne contribuant pas au bien-être du Tout et de la communauté entraînent l'anéantissement du Tout. S'ouvrir à la communauté, aimer son prochain et vivre dans l'humilité et l'amour équivaudrait à servir le Tout. Le cancer est l'invitation pressante à intégrer de nouveau dans sa propre vie l'esprit de communauté et d'échange.

Celui qui aime sincèrement, ne place pas son moi au-dessus de tout, car il donne en altruiste, sans attendre aucune contrepartie. Une vie dans l'amour permet d'atteindre la perfection et l'unification. Quand on ne sent pas cet amour en soi et qu'on ne le vit pas, l'ego cherche à se réaliser au niveau physique en dépassant toutes les limites.

Selon une théorie établie il y a dix ans déjà par Thorwald Detlefsen, le cancer est un signe d'amour non vécu ou mal compris, perverti. Cette affirmation, il est vrai, est difficilement compréhensible au premier abord et ne peut être appliquée à sa propre personne sans une profonde réflexion. Elle ne doit pas non plus être entendue comme une mise en accusation ou comme une punition. Au contraire, il s'agit plutôt de la demande pressante d'une continuation de l'évolution psychique personnelle, de l'incitation à grandir et à mûrir.

Ces dernières années, au cours de mon travail avec mes patients, j'ai très souvent remarqué qu'un événement dramatique passé, refoulé dans l'inconscient, était à l'origine d'un cancer. Le choc provoque dans le métabolisme cellulaire une sorte de "court-circuit" auquel la psyché ne peut remédier dans les années qui suivent. Il est possible que le potentiel cancéreux de chaque être humain soit libéré de cette manière. D'autres comportements malsains (nicotine, alimentation malsaine) ou certains facteurs de l'environnement se chargent du reste.

Le cancer est l'interaction de multiples facteurs ; à l'encontre de l'opinion courante, il faut attribuer à la psyché une place très importante. Dans les témoignages en annexe, on trouvera quelques exemples de situations psychiques conflictuelles.

Tous mes patients atteints d'un cancer avaient en commun un sentiment sous-jacent de rancune et d'insatisfaction de soi. Cette dernière avait trait à des événements de longue date profondément blessants. Ces personnes semblaient endeuillées ; depuis parfois des dizaines d'années, elles étaient porteuses d'un secret qui leur avait pesé au plus profond d'elles-mêmes, en partie consciemment, en partie inconsciemment, et les avait rongées psychiquement. Un jour, le processus psychique d'autodestruction s'était somatisé, entraînant l'anéantissement physique volontaire. Les pensées ravalées avaient commencé à les miner de l'intérieur.

Rancune, ennuis, vexation profonde, frustration, haine de soi et égoïsme renferment un potentiel cancéreux latent. S'ils "rongent" pendant des années, ils peuvent déclencher un cancer.

Phychoneuro-immunologie - la nouvelle science

Des scientifiques américains ont récemment pu prouver, grâce à une technique électrono-optique ultramoderne, ce que les hommes supposaient déjà depuis des millénaires : des sentiments violents peuvent avoir une influence directe sur les processus métaboliques.

Cela expliquerait pourquoi les gens heureux, équilibrés, sont si rarement malades, alors que l'homme accablé de chagrin, enchaîné par des modes de pensée négatifs, passe d'une maladie à une autre.

Nous connaissons tous la peur ressentie devant un grouffre profond, quand un "tremblement" terrible parcourt soudain notre corps, ou quand l'effroi nous donne la "chair de poule". Bien entendu, nous savons tous aussi qu'un sentiment de tristesse peut faire jaillir des larmes ou que des fantasmes sexuels peuvent nous stimuler physiquement. La vue d'un repas appétissant entraîne la sécrétion de salive, les ennuis augmentent la production d'acide gastrique. Ce ne sont que quelques exemples de déroulements fonctionnels élucidés depuis longtemps par la science.

Tout comme des émotions fortes influencent certains processus métaboliques, des pensées négatives persistant pendant des années, ou des angoisses chroniques latentes, entraînent des réactions physiques indiscutables. L'état psycho-intellectuel de l'être humain conditionne largement son bien-être physique. Il ne s'agit pas, là non plus, d'une nouveauté, mais il est surprenant de constater à quel point les liens neuro-immunologiques déterminent les réactions physiques.

Ces résultats confirment ce que j'ai exposé dans les paragraphes précédents au sujet des causes psycho-intellectuelles des maladies.

Les nouvelles analyses montrent par exemple que le système immunitaire ne fonctionne pas de manière autonome comme une machine, mais qu'il dépend aussi, dans une large mesure, du conscient et de l'inconscient. Autrement dit, la psyché participe activement au combat défensif du corps contre les maladies et contribue au bien-être physique d'une manière encore mal définie.

Des situations telles que la peur, le stress, l'abandon ou la solitude, peuvent déclencher dans le cerveau des signaux qui provoquent un déversement de ce qu'on appelle des substances messagères (des transmetteurs) qui, à leur tour, influent directement sur le système immunitaire de manière négative.

C'est ainsi qu'on a montré, en les agrandissant 34 000 fois avec un microscope électronique, que les fibres nerveuses de la rate aboutissent directement aux lieux de production des globules blancs. Les cellules de défense en sont éloignées de quelques millionièmes de millimètres seulement, lesquels sont franchis grâce à des transmetteurs chimiques.

C'est à cet endroit que s'effectue le contact entre les fibres nerveuses venant du centre émotionnel du cerveau et les cellules de défense appartenant au système immunitaire.

Chaque être humain réagit certes différemment, selon sa structure psychique fondamentale, aux problèmes professionnels et privés ; cependant, des études de large envergure ont réussi à prouver que la joie, l'harmonie et une vie sexuelle équilibrée fortifiaient le système immunitaire, alors que des ennuis chroniques, le déséquilibre intérieur, les pensées négatives et bloquées, les contrariétés et la frustration l'affaiblissaient considérablement.

En outre, des études hollandaises et américaines ont démontré que certaines techniques de détente, comme le training autogène, le yoga ou la méditation, fortifient le système immunitaire en augmentant jusqu'à 15 % la production de cellules de défense.

Avoir une vie harmonieuse, positive, est essentiel pour avoir un corps sain. Vers 400 av. J.C., Platon disait déjà: "Si tu veux traiter le corps, il te faut d'abord guérir l'âme."

C'est pourquoi, dans les chapitres suivants, j'aimerais faire quelques suggestions pour une vie harmonieuse en accord avec la nature.

3. De nouvelles voies s'ouvrent

La méditation – un sentier caché qui mène à soi

Au bord du chemin se dresse une rose. Quelle belle rose ! Nous le constatons et continuons à marcher. Nous avons désappris à nous attarder. Pourtant, ce n'est que lorsque nous nous attardons pour écouter que nous pouvons rencontrer l'intemporel dans le temps, l'être qui est en nous au-delà de la rose et de toute chose.

Graf Dürckheim

La qualité de notre santé dans un monde toujours plus enfiévré, hanté par le stress, dépend beaucoup de notre capacité à trouver suffisamment de temps pour le repos et les loisirs.

La force curative du calme intérieur dont nous faisons l'expérience dans ces moments-là est reconnue depuis des siècles en Extrême-Orient où elle fait partie du déroulement de la journée au même titre que les repas.

Maintenant que nous nous intéressons de plus en plus à l'étude des méthodes de méditation et de relaxation, nous constatons à quel point nombre de maladies apparaissent uniquement parce que la paix intérieure, l'équilibre intérieur sont perturbés.

J'accorde une grande importance à la méditation en liaison avec les Cinq "Tibétains"; mais j'aimerais tout d'abord expliquer ce que j'entends par méditation.

La méditation est tout d'abord un état de conscience particulier, accessible par des exercices réguliers, qui se distingue de la conscience éveillée dans laquelle nous vivons chaque jour ; il s'agit d'un état où la pensée s'arrête, où le passé, l'avenir et le présent n'ont plus d'importance. C'est un voyage au centre de soi-même, au plus profond de soi.

La méditation comporte une prise de contact avec notre intuition, notre voix intérieure, ce qu'on appelle le soi supérieur qui nous fait regarder au-delà des limites du moi. Cet état où nous ressentons notre propre personne et le monde comme un ensemble, où nous percevons en nous le fil qui nous relie au cosmos, l'étincelle divine, cet état renferme un sentiment de calme et de félicité incomparables. Nous devenons témoins de la réalité intérieure et de la réalité cosmique en quittant les limites de notre corps et de notre ego, en nous détachant de tout ce qui nous entoure et en laissant les choses se faire d'elles-mêmes.

Un sage a dit un jour : "Dans nos prières, nous parlons avec Dieu ; dans la méditation, c'est Dieu qui nous parle."

Plus nous pénétrons dans les profondeurs de notre être, plus nous nous rapprochons des réponses aux questions qui nous préoccupent. C'est uniquement dans cet état que nous donnons à notre voix intérieure la possibilité de nous parler et de nous montrer le bon chemin, la voie naturelle.

Sur cette voie, nous retrouvons notre unité avec la nature et avec le Créateur. En refermant la faille qui s'était ouverte, nous rétablissons en nous l'ordre et l'harmonie. Ainsi, nous vivons à nouveau en harmonie avec nous-mêmes et la nature qui nous a créés.

Alors que l'esprit se tourne dès le matin vers l'extérieur, quand le réveil sonne, et doit assimiler des milliers d'excitations sensorielles en des fractions de seconde, il faut aussi lui donner régulièrement la possibilité de se tourner totalement vers l'intérieur pour qu'il s'imprègne de nouvelles énergies.

L'équilibre et l'harmonie intérieurs obtenus par la méditation normalisent les fonctions du métabolisme, relâchent les tensions, rechargent les réserves d'énergie et suppriment les déséquilibres, comme la nervosité ou la peur, l'hypotension ou l'hypertension. On a mis en évidence qu'ils exerçaient une influence positive sur les processus de santé, qu'ils cultivaient le corps et l'âme et libéraient la créativité.

En Amérique et dans certains pays européens comme la Hollande, les caisses maladie privées ont baissé jusqu'à 30 % leur cotisation pour les adhérents en mesure de prouver qu'ils participaient régulièrement à des cours de méditation.

La méditation est la solution parfaite pour trouver sa véritable personnalité. Parmi les exercices préalables, ou les méthodes permettant d'atteindre cet état de conscience et de compréhension, on compte par exemple le training autogène, le Tai Chi ou les Cinq "Tibétains" auxquels je donne personnellement ma préférence. On a besoin d'une méthode jusqu'à ce qu'il y ait tout simplement méditation...

Le but est d'avoir un naturel simple et de se consacrer entièrement à ce qui se passe à chaque instant. La vie tout entière devient alors méditation.

Les cinq "Tibétains"

Mes propres expériences et les observations que j'ai pu faire avec mes patients m'ont montré que les cinq "Tibétains" sont une clé permettant d'harmoniser le soi. Le sentiment de paix intérieure et d'unité qui naît pendant l'exercice représente le premier pas vers une guérison totale.

Expériences avec les cinq "Tibétains"

... Le chaud soleil printanier darde sur moi ses rayons chargés d'énergie tandis que, franchissant un pont étroit, je me dirige vers les "îles de baignade" vertes du lac de Steinhude Meer. C'est ici que depuis un an et demi, chaque mercredi après-midi, se rencontrent les membres d'une "association pour une manière de vivre naturelle" que j'ai fondée pour accroître le bien-être physico-psychique face au soleil couchant.

Tous les adhérents, qui sont au nombre de 80 maintenant, viennent de Steinhude et des environs ; ils font généralement partie de mes patients, mais ils ont surtout une chose en commun : ils ont compris que la santé et le bonheur dépendent essentiellement d'une manière de vivre raisonnable et donc conforme à la nature. Pour cela, il faut d'abord prendre le temps de se faire du bien à soi-même. La raison qui m'a poussé à fonder cette association est que je me suis rendu compte qu'une nouvelle joie de vivre ne peut être communiquée aux gens, en particulier à ceux qui vivent retirés, que par l'intermédiaire de contacts sociaux au sein d'une association de ce genre.

Les cinq "Tibétains" me furent enseignés il y a deux ans à peine par Roswitha, dont j'ai parlé au début et qui pratiquait ces exercices depuis quelque temps déjà. Le bonheur et l'amour rayonnant qui émanaient de cette femme exceptionnelle confirmaient ce que Peter Kelder promet dans son livre : paix intérieure, allure jeune, santé et bien-être, bonheur et tranquillité sereine.

Aujourd'hui, elle dit elle-même des cinq "Tibétains": "Ce sont des exercices énergétiques qui ont miraculeusement changé ma vie. Ils me procurent la force vitale et me donnent un merveilleux sentiment d'harmonie et de paix intérieure."

Au bout de quelques semaines d'exercice, j'ai constaté sur moi-même des modifications positives : augmentation de l'énergie et de la force vitale, accompagnée d'une réduction du besoin de sommeil, équilibre et calme intérieur ; j'ai donc décidé de fonder un groupe de "Tibétains" et de pratiquer les exercices une fois par semaine avec d'autres personnes. Puisque nous disposons d'une île superbe avec une grande surface de gazon qui jouxte une plage de sable blanc, au beau milieu de notre lac de Steinhude Meer, nous nous rencontrons depuis, chaque mercredi, pour une demi-heure de gymnastique ; nous enchaînons sur les cinq "Tibétains" et ses directives pour finir par une méditation commune de 20 à 30 minutes.

L'atmosphère qui règne à l'intérieur de ce groupe, composé au début de 15 personnes, est si harmonieuse et attirante que de plus en plus de gens viennent se joindre à nous et participent à ce programme avec un enthousiasme croissant.

La fondation de l'association fut surtout organisée par les patients ; ils avaient eux-mêmes du mal à se rendre compte qu'ils s'étaient débarrassés à une vitesse incroyable des maux qu'ils avaient souvent endurés pendant des dizaines d'années. Ils ressentaient le besoin croissant d'attirer l'attention des autres sur les effets bienfaisants des cinq "Tibétains". Des personnes gravement malades se transformèrent ainsi en optimistes, je dirais presque qu'ils se sentirent renaître. Des patients souffrant depuis des années de douleurs dorsales, nuques raidies, migraine, troubles du sommeil, tachycardie, dépression, nervosité et bien d'autres affections, s'épanouirent grâce à ces exercices en groupe comme des fleurs qui s'ouvrent.

Un grand nombre des cancéreux que j'intégrai peu à peu au groupe y retrouvèrent eux aussi force vitale et courage de vivre. Les exercices leur donnaient un nouvel espoir, car ils sentaient que quelque chose prenait une tournure positive. Dans le cadre du concept holistique de guérison, ils disposaient d'un remède pour appuyer psychiquement le processus de purification stimulé par la psychothérapie.

Chaque mois, j'ai pu observer les modifications positives. Certes, certains participants quittèrent le groupe, mais les 80 membres que compte maintenant l'association de Steinhude pratiquent chaque jour les cinq "Tibétains", entre autres parce que chacun sent qu'il lui manque quelque chose quand il n'a pas fait ses exercices pendant quelques jours.

Somme toute, je suis très heureux de faire ces expériences avec mes patients et d'observer à cette occasion qu'ils sont eux-mêmes capables de libérer des énergies cachées et de les mettre à profit pour leur propre santé.

Affirmations

Quand vous avez reconnu et accepté que vous assumez vous-même la responsabilité de ce qui doit arriver à l'avenir, les affirmations sont la prochaine étape à franchir pour changer votre vie. Vous nivelez ainsi le chemin pour le monde que vous voulez créer à partir de ce moment.

Les affirmations permettent de mettre de nouvelles informations en mémoire dans votre inconscient. Vous pouvez programmer des pensées positives et secourables comme dans un ordinateur, et influencer vos actions futures. Pour vous aider à formuler vos propres directives, qui doivent être adaptées à votre cas particulier, j'aimerais donner comme exemples une série d'affirmations. Intégrez dans les cinq "Tibétains", ou dans vos exercices de méditation, les directives qui vous conviennent personnellement.

Affirmation contre la peur

J'ai confiance dans le processus de la vie. Seul se réalise ce qui est bon et opportun pour moi. Je m'aime et m'accepte tel que je suis. Je suis en sécurité; j'ai la force, la vigueur et le savoir pour tout surmonter dans ma vie.

Affirmation pour une plus grande confiance en soi

J'aime la vie et la vie m'aime. Je suis une forme d'expression divine de la vie. Calme et paix irriguent chaque cellule de mon corps. Plein de confiance et de joie, je m'incline devant ma divinité intérieure. Mes propres louanges me suffisent.

Affirmation pour plus de joie de vivre

Je traverse la journée, attentif et rempli d'amour. Je savoure chaque instant, plein de reconnaissance. Des vagues chargées d'énergie et d'amour parcourent mon corps. Je reconnais la beauté dans toutes les choses qui m'entourent. Tout ce que je fais, je le fais avec joie et amour. La joie m'envahit à chaque battement de cœur.

Affirmation pour la liberté intérieure

En paix, je me détache du passé. Je suis pur et libre. Je me pardonne d'avoir fait de ma vie un combat. Je me pardonne d'avoir offensé les autres en pensée, en parole et en action. Je me détache facilement de tout ce dont je n'ai plus besoin et jette tout ce qui est passé par-dessus bord.

Affirmation pour un bel avenir

Je me construis maintenant le monde dans lequel je veux vivre. Je crée maintenant la vie que j'aime à voir. Chaque journée est bonne et me rapproche toujours plus de l'expérience de moi-même. Je suis la force créatrice du monde qui est mien. Chaque jour, de nouveau, la vie m'enthousiasme. Je sens que j'avance avec joie et plaisir, avec une légèreté indescriptible. J'apprends à vivre et je suis disposé à comprendre, à apprendre, et donc à grandir.

Si vous souhaitez supprimer un mode de pensée négatif, élaborez votre propre affirmation en transformant vos pensées en leur contraire positif. Répétez alors fréquemment votre affirmation pendant la méditation ou pendant les exercices des cinq "Tibétains". Si nécessaire, accrochez aussi une note au miroir de votre salle de bain ou posez-la sur votre bureau.

Pensez toujours que vous deviendrez ce que vous voulez être et que vous obtiendrez ce que vous croyez mériter. Si vous êtes satisfait de vous-même et que vous avez le sentiment d'être bon, vous recevrez de tous côtés ce que vous méritez. Vous obtiendrez ainsi succès, richesse, paix, santé, bonheur et amour, si vous croyez en être digne... Vous décidez donc vous-même sous les feux croisés du quotidien si votre vie sera une danse ou une lutte. Vous-même construisez votre futur ; vous pouvez devenir actif ou rester victime des circonstances.

Il est temps *maintenant* de mettre en terre les graines de l'avenir. Certes, la tentation est grande de succomber aux commodités et agréments apparents de la vie, mais nous devons nous réveiller et arrêter d'adopter la politique de l'autruche, car la vie est si courte...

C'est ici et maintenant que la vie bouillonne; le moment présent est celui de la réalité, de l'unité et de la vérité. Quand, plus tard, nous regarderons en arrière, nous nous demanderons : Ai-je réalisé tout ce que je me proposais de faire et ai-je vraiment mis à profit le temps, l'énergie, la vie? Trouvez le courage et l'amour de commencer maintenant, profitez de votre chance.

4 Invitation au bonheur

Le bonheur n'est pas si rare
On fait partout cadeau du bonheur
Bien des choses que nous enseigne la vie
Peuvent nous être bonheur
Le bonheur, c'est chaque matin nouveau,
Le bonheur, c'est une somptueuse mer de fleurs multicolores
Le bonheur, c'est des jours sans soucis
Le bonheur, c'est quand on rit gaiment
Le bonheur, c'est la pluie quand il fait chaud
Le bonheur, c'est le soleil après l'averse
Le bonheur, c'est quand un enfant mange une glace
Le bonheur, c'est aussi un salut aimable
Le bonheur, c'est la chaleur quand il fait froid
Le bonheur, c'est une plage de sable blanc
Le bonheur, c'est la quiétude qui règne dans la forêt
Le bonheur, c'est la main d'un ami
Le bonheur, c'est une heure paisible
Le bonheur, c'est aussi un bon livre
Le bonheur, c'est une bière bue avec des gens gais
Le bonheur, c'est une visite agréable
Le bonheur n'est jamais lié à un endroit
Le bonheur ne connaît pas de saison
Le bonheur, toujours l'a trouvé
Qui est heureux de vivre!

Clemens Brentano

Le dernier patient vient de quitter mon cabinet de consultation pour aujourd'hui. Comme s'ils avaient su que je voulais écrire sur les tableaux cliniques psychosomatiques, tous mes patients étaient arrivés avec des maux se rangeant dans cette catégorie. Presque tous avaient des douleurs ; seule la localisation différait selon leurs problèmes.

Les causes profondes de leurs douleurs étaient toutefois les mêmes : ils portaient tous un "fardeau". Ils se sentaient tous insconciemment complices de ce qui s'était produit dans un passé lointain.

Une patiente se déclarait coupable de la toxicomanie de son fils, la suivante s'imputait la faute de la mort de son mari, croyant ne s'être pas bien occupée de lui. Un patient se reprochait de ne pas avoir été présent à la mort de sa mère ; un autre avait mauvaise conscience parce qu'il avait trompé plusieurs fois sa femme. D'autres souffraient de complexes d'infériorité consécutifs à leur éducation et croyaient ne pas avoir mérité de s'accorder, à eux et à leur corps, quelque chose d'agréable parce qu'ils n'en étaient pas dignes. La pire des prisons pour notre psyché est le sentiment de ne rien valoir et de se mépriser soi-même.

Tout comme la faute cherche la punition, ces personnes se punissent elles-mêmes par leur mode de pensée et les conséquences qu'elles n'arrêtent pas de nourrir. Ce sont les sentiments obsessionnels de culpabilité qui contribuent à susciter la souffrance la plus profonde que nous connaissions.

Un proverbe dit : "L'instant qui s'est envolé ne revient plus." Nous vivons aujourd'hui, ici et maintenant – pas dans le passé ni dans l'avenir. Celui qui ne parvient pas à jeter par-dessus bord les "ordures psychiques" qui se sont accumulées, inutiles et nocives, la nature le rappelle toujours à l'ordre, souvent par des moyens désagréables.

Les lois de l'évolution nous enseignent le chemin de l'apprentissage pour parvenir à une conscience toujours plus élevée. Les éléments négatifs du passé nous freinent et nous empêchent de progresser. Il faut renoncer au lest inutile et encombrant pour que de nouvelles voies s'ouvrent à nous.

Ne plus porter l'insupportable

L'erreur est humaine, le pardon est divin.
Jean-Paul Sartre

Traîner avec soi des sentiments de culpabilité et autres fardeaux du passé, ou encore les tirer derrière soi dans une petite charette, est l'une des charges les plus lourdes que doive supporter l'être humain. Le doit-il vraiment ? Y est-il obligé? A qui nuit-il le plus en agissant ainsi et quel avantage en tire-t-il ? Chacun d'entre nous peut décider librement d'abandonner son baluchon au bord du chemin ou de continuer à le porter.

En vertu de notre libre volonté, nous sommes en principe toujours capables de nous pardonner nous-mêmes les choses que nous avons un jour pensées ou faites pour des raisons bien précises. C'est le moyen le plus simple de nous faire retrouver la paix et la liberté. Laisser couler vos larmes contenues et exprimez votre colère ravalée.

Peur

A celui qui la nourrit, la peur est une compagne permanente. Proverbe

La peur paralyse et affaiblit le corps ; elle bloque notre joie de vivre et gêne notre évolution. La cause des angoisses réside dans le manque de confiance en soi et de confiance dans le processus de la vie. Toutes deux sont l'expression d'une méfiance envers la création et la conduite divine de la vie.

La peur est aussi la crainte de quelque chose d'incertain, d'une décision inconnue du destin. Seule la connaissance véritable contribue à éloigner cette incertitude, car plus la connaissance est grande – et avec elle la foi en quelque chose -, moins la peur est importante.

En dehors du manque de confiance dans le processus de vie guidé par Dieu, la peur d'un événement éventuel nous éloigne à nouveau de l'"ici et maintenant". L'instant est intemporel, tout comme l'éternité est un point sans temps. Tous les projets, soucis, sentiments de culpabilité, toute la colère et la jalousie n'existent pas dans l'instant, mais uniquement dans le passé et le futur. Empêchez vos pensées de tourner en rond. Vivez l'instant, savourez dans la reconnaissance et la joie chaque seconde dont la vie vous fait cadeau. Penser à l'avenir est nécessaire, mais n'oubliez pas que vous seul êtes l'architecte de votre avenir et que vous en déterminez la qualité grâce à vos pensées et vos buts positifs.

Rancune, contrariété, haine et frustration

Des sentiments de ce genre peuvent bien sûr se manifester, mais c'est à vous de décider s'ils doivent subsister. Nous pouvons être constamment en colère contre quelqu'un ou le haïr, mais ne ne sommes pas obligés de le faire. La colère nuit surtout à celui qui l'éprouve sans cesse. Combien de fois entravons-nous notre bonheur de cette manière ! Détachement et transformation en pensées positives empreintes d'amour : tel doit être l'unique chemin à suivre.

Vouloir, devoir et vouloir avoir

Apprends en marchant
à te tenir longtemps debout en silence.
Alors seulement, tu iras très loin
et tu verras beaucoup.
Apprends en marchant
[à te tenir longtemps debout en silence
et à réfléchir.
Alors tu comprendras le secret
du vouloir, devoir et vouloir avoir.
Tu ne dois rien devoir vouloir,
tu ne dois pas vouloir avoir
ce que tu ne souhaites pas vraiment,
ce dont tu n'as pas vraiment besoin.
Plus tu veux avoir,
plus tu dois avoir,
plus tu devras avoir peur
de ne pas l'obtenir.
Wolfgang Sprenger

Les pensées négatives

"On doit laisser souffrir celui qui veut souffrir" – voilà une sagesse fondamentale qui se confirme sans cesse. Bloquées dans des modes de pensées égocentriques, d'innombrables personnes se créent dès maintenant leur propre enfer sur terre. Refusant de regarder à droite et à gauche, elles suivent, bornées, leurs pensées destructrices. Ce sont des gens qui regardent aussi leur environnement à travers des "lunettes négatives", et qui considèrent donc que le monde et les hommes sont mauvais.

Les pensées négatives sont le plus grand obstacle à la joie de vivre, à la santé et au bonheur. En souffrant d'éléments négatifs que nous croyons voir partout, nous forgeons nous-mêmes la condition première pour nous sentir mal et tomber malades.

Au-delà du négatif

Penser de manière positive ne signifie pas refouler le négatif ; au contraire. Le négatif doit être analysé à partir de nouveaux points de vue et examiné dans le but de découvrir ses possibilités positives. Quand on ne peut changer une situation, il est cependant possible de changer l'opinion qu'on s'en fait et d'y trouver éventuellement un bon côté.

Quand on possède suffisamment de patience et de confiance, il arrive généralement qu'un malheur apparent s'avère finalement être une aubaine, une possibilité de poursuivre son évolution. Pour qui a appris à penser de manière positive et à faire confiance à la vie, les rudes coups du sort sont autant d'incitations à tirer des leçons qui l'aideront à progresser. Des pertes peuvent se transformer en profits.

Bonheur ou malheur ?

Le but de la petite histoire suivante est de souligner combien il est important d'analyser les événements malheureux pour y découvrir l'enseignement qu'ils renferment, et donc leur côté caché:

Il était une fois un vieux paysan qui s'occupait d'une petite ferme avec son fils. Ils ne possédaient qu'un cheval qui tirait la charrue. Un jour, le cheval s'enfuit. "Quel malheur !", s'exclamèrent les voisins. "Bonheur ou malheur", répondit alors le sage paysan, "on ne sait pas."

Une semaine plus tard, le cheval revint des montagnes et ramena trois autres chevaux sauvages à l'étable. "Quel bonheur !" s'exclamèrent les voisins. "Bonheur ou malheur", répondit alors le sage paysan, "on ne sait pas." Le lendemain matin, son fils voulut apprivoiser et monter l'un des chevaux. Il tomba de cheval et se cassa une jambe. "Quel malheur !" s'exclamèrent les voisins. "Bonheur ou malheur", répondit alors le sage paysan, "on ne sait pas." Quelques jours plus tard, des soldats arrivèrent au village et vinrent chercher tous les hommes jeunes pour qu'ils partent à la guerre. Le fils du paysan ne leur était d'aucune utilité; c'est ainsi qu'il fut le seul à être épargné...

5. L'amour

Seul l'amour connaît le secret de faire des cadeaux aux autres en devenant riche soi-même. Aussi l'amour est-il la seule chose qui se multiplie quand on la dispense avec générosité. Clemens Brentano

"L'amour est la plus grande puissance de l'univers et la cause de toute création. Nous sommes sur cette planète pour connaître l'amour, pour devenir des initiés de l'amour. En apprenant en quoi consistent l'amour et son but, nous franchissons les murs de l'illusion et parvenons dans le monde réel où le grand secret se révèle à nous." Voilà ce qu'écrivait Reshad Feild dans son ouvrage "L'alchimie du cœur".

Il a raison – l'amour est la clé de la vraie vie et la condition première du bonheur et de la santé. L'amour et tous les sentiments qui lui ressemblent sont un processus de vie donné par la nature et s'harmonisent avec les lois et l'ordre du cosmos. L'amour, dispensateur d'énergie, est salutaire pour le corps et l'âme. Bienveillance, bonté, affection, générosité, compréhension, gaîté – autant de pensées qui viennent d'un esprit de l'amour et que nous autres humains percevons comme des vibrations chaleureuses et vivifiantes.

Nous serons autant aimés que nous aimons. Ce que nous offrons d'amour et de serviabilité aux autres nous reviendra un jour. Amour, compassion, bienveillance et gaîté de cœur enrichissent et embellissent la vie. Une vie débordante d'amour est pleine et riche ; sa beauté et sa force augmentent constamment. Ne nous sentons-nous pas toujours attirés par les gens qui respirent cet amour et n'évitons-nous pas ceux dont se dégage le contraire ?

Comment vivre ?
Vivre ainsi,
vivre en sorte que toi,
tu puisses aimer ta vie.
Aime ta vie,
qui d'autre devrait l'aimer
si ce n'est toi ?
Aime ta vie,
elle s'étiole
si tu ne l'aimes pas.
Werner Sprenger

Le meilleur médicament et le plus parfait des remèdes sont l'amour, la bonté et la gaîté de cœur. Le milieu favorisant les troubles en tout genre qui se transforment peu à peu en maladies, sont les pensées négatives et les sentiments comme la jalousie, la haine, la morosité, la fierté, les envies de vengeance et la méchanceté.

Heureux sans raison

Le secret du bonheur ne réside pas dans l'ambition, mais dans la faculté de jouir de peu de chose et de reconnaître la beauté que l'on peut apercevoir dans les détails les plus infimes de la nature. Nous pouvons aussi trouver en nous le bonheur en découvrant que notre beauté intérieure et notre soi sont ce que nous possédons de plus précieux.

Le bonheur ne se cache pas dans ce qu'on a, mais dans ce qu'on est. On ne peut pas emporter les choses matérielles dans sa vie prochaine, la dernière chemise n'a pas de poches, on le sait. Du reste, savez-vous comment doubler votre richesse en une nuit ? En coupant vos besoins en deux...

Le bonheur n'est pas loin ; inutile d'entreprendre de grands voyages pour le chercher. Toutes les réponses à nos questions, nous sommes capables de les trouver en nous-mêmes.

A nous de construire notre bonheur si nous le voulons et si nous y croyons. Dans un premier temps, il suffirait que chacun commence à faire la paix avec lui-même. Si chaque être humain le faisait, il n'y aurait plus que la paix sur terre. Tout conflit naît d'abord à l'intérieur de chaque individu avant d'éclater et de se propager.

"Si chacun balayait devant sa porte, le monde entier serait propre", disait Gœthe. Si chacun arrivait à se mettre en bons termes avec lui-même, et faisait tout pour sa propre "guérison", il y aurait beaucoup moins de souffrance en ce monde. En même temps, la nature guérirait elle aussi la terre, et le processus de destruction de soi et de la nature prendrait fin.

Il faut faire le bien pour qu'il soit en ce monde. Et si chacun voulait aider les autres à le faire, tout le monde serait aidé. Marie von Ebner-Eschenbach

Grâce à notre libre arbitre, nous pouvons posséder toutes les belles choses de ce monde. Ce sont les pensées qui nous permettent de faire surgir notre bonheur comme par enchantement. Nous ne ferons jamais l'expérience de la beauté que nous ne pouvons pas nous représenter en pensée.

Nous ne sommes pas véritablement et durablement heureux parce que nous obtenons tout ce que nous voulons, mais bien plus parce que *nous voulons tout ce que nous obtenons.* Quand nous sommes en mesure d'accepter ce qui nous arrive et d'en tirer un certain savoir, tout peut finalement nous rendre heureux.

Ainsi, être heureux restera toujours pour chacun de nous un défi accompagné de hauts et de bas, de profits et de pertes. Et quand un jour, nous parviendrons à regarder le monde en face, sans peur mais avec confiance, alors nous aimerons la vie telle qu'elle est.

6 Les lois de l'existence

Le destin

"Destin est une notion employée à la légère. Mais peu à peu, les gens finissent par reconnaître que le destin n'est ni décret impénétrable de la Providence ni fatalité aveugle. C'est bien plus l'expression d'une loi équitable de la nature que l'on peut traduire en simplifiant : Chacun obtient ce qu'il provoque" (Cybalion).

Chaque individu crée, porte et surmonte son destin. Le destin est la somme de nos décisions. Il n'y a donc ni bonheur ni souffrance immérités, ni récompense ni punition, mais uniquement des causes et des effets.

Au début se trouve toujours une pensée ; c'est elle qui provoque notre réalité. Si nous arrivons à contrôler nos pensées et à vérifier chacune d'entre elles avant de les exprimer, nous sommes en principe capables de conduire notre vie à merveille. Ce sont les pensées qui nous permettent de faire naître notre bonheur "comme par enchantement". Ce que nous ne pouvons pas nous représenter en pensée, ne peut, à mon avis, jamais se réaliser.

Comprendre et corriger son propre destin

Pour pouvoir mener une vie qui a un sens, une vie harmonieuse et donc heureuse, il convient de réfléchir sur des idées philosophico-ésotériques. Dans ce chapitre, j'aimerais faire comprendre les lois supérieures, décrites dans l'hermétisme – la philosophie des écrits gnostiques néoplatoniciens d'Hermès Trismégiste – comme des "lois de la nature". A mon avis, la reconnaissance et la prise en compte des interactions complexes de la vie donnent à cette dernière la profondeur qui lui revient ; elles lui donnent plus de sens et la rendent ainsi plus digne d'être vécue.

Ne souhaitons-nous pas tous vivre en harmonie avec nous-mêmes et ce qui nous entoure, avoir une existence comblée, en accord avec les lois de la nature, nous approcher du sens de l'existence, comprendre et reconnaître le destin et le "hasard", pourquoi une chose nous est destinée ou pourquoi une autre nous arrive fortuitement ?

La théorie de l'évolution nous montre l'effet des lois fondamentales de la nature. Le chemin de l'évolution, de la première molécule d'hydrogène jusqu'à l'être humain en passant par le microbe, est un sentier d'affranchissement de l'âme allant vers la perfection.

Chaque homme possède ce qu'on pourrait appeler un projet d'évolution, un soi plus élevé qui nous parle au moyen de l'intuition et nous montre le chemin de l'"illumination". Dans la mesure où nous arrivons à nous libérer de notre ego et de tout ce qui, apparemment, le satisfait, nous pénétrons plus avant dans notre soi supérieur. Après avoir reconnu le caractère insensé des répétitions constantes de nos erreurs, et compris la leçon qu'elles renferment, il nous devient de plus en plus facile de nous libérer de notre ego.

La loi de l'harmonie

Afin de comprendre clairement les lois psychiques, il est d'une importance primordiale de saisir les liens existant entre le karma, le principe de polarité et le principe de résonance. La base de ces liens est la loi de l'harmonie : au commencement, il y eut l'idée du Créateur ; tout était unité, l'harmonie régnait. Cependant, suite à la liberté de l'esprit (la chute, dans la Bible) et à la séparation croissante du corps, de l'esprit et de l'âme, cette harmonie s'est perdue.

Possédant une conscience encore imparfaite (*Homo prae sapiens*), l'homme décide trop avec sa tête (logique) ou ses sentiments (ventre). L'expérience continuelle des deux pôles, comme un pendule qui oscille selon la loi du rythme, d'un extrême à l'autre, jusqu'à ce qu'il trouve enfin le milieu, permet de s'affranchir de cette polarité.

La vie se déroule conformément à un rythme de polarités. Mais c'est nous-mêmes qui, avec notre conscience, créons ces polarités. Notre propre oscillation et notre évaluation intellectuelle nous font établir des rapports personnels avec l'objet considéré. Plus nous parvenons à appréhender les vérités en tant que semi-vérités, à comprendre et intégrer les deux pôles (thèse et antithèse), plus les pôles se confondent, et l'harmonie devient possible.

Le karma – une chaîne de causes et d'effets

Le karma est un processus que nous déclenchons et que nous continuons nous-mêmes à diriger. Par là, nous créons nous-mêmes notre destin et déterminons si notre vie est un jeu ou une lutte, si nous vivons dans l'amour ou dans la haine.

Pensées, mots, sentiments et actions sont des énergies qui, une fois envoyées, reviennent vers nous. Le karma fait agir ce que nous avons provoqué. Ainsi nous sommes à chaque moment et à tout point de vue le produit de ce que nous avons fait de nous-mêmes.

Au début, il y a toujours notre pensée. Elle suscite ce à quoi nous allons être confronté dans l'instant qui suit ou à un moment plus éloigné dans le temps. Cela signifie aussi que chaque effet – chaque hasard ou coup du sort comme on dit – a trouvé un jour son origine en nous, à un endroit quelconque mais à un niveau déterminé. Le karma devient donc dans notre vie, dont nous assumons seuls la responsabilité, un facteur d'apprentissage déterminant.

Le karma indique un chemin d'apprentissage individuel, semblable à un costume sur mesure, que nous avons nous-mêmes conçu. Cela ne signifie pas pour autant que nous sommes punis pour des fautes anciennes. Le karma est plutôt une grâce dans le sens d'une justice divine, une compensation bienveillante dans l'esprit de la loi de l'harmonie. Il représente ainsi le respect de la loi de l'harmonie que je considère comme le principe cosmique primordial de toute existence. Le karma est une loi de la justice compensatoire et nous donne à maintes reprises l'occasion de tout remettre en équilibre, en harmonie.

C'est ainsi que nous grandissons et mûrissons, grâce à notre karma, dans l'esprit de l'évolution. La *loi de la polarité* nous confronte aux deux faces d'une expérience et, de l'expérience, nous parvenons finalement à la connaissance. La loi du rythme énonce de plus que nous serons confrontés aux polarités qui changent "de manière rythmique" jusqu'à ce que nous puissions voir ce qui se trouve derrière un problème, derrière une disharmonie.

Un revers de fortune, à un échelon inférieur ou supérieur, doit donc toujours être analysé d'après son facteur d'instruction. Plus la reconnaissance et la transposition du véritable contenu didactique seront rapides, plus tôt nous nous épargnerons d'autres événements karmiques dont nous devrions imputer la faute à notre ignorance ou à notre paresse.

Pour beaucoup, il n'est apparemment pas encore possible à ce moment-là d'accepter qu'ils provoquent eux-mêmes ce qui se passe dans leur vie. On cherche la faute ailleurs. Si c'est toujours la faute des autres, à qui la faute finalement ? Sommes-nous sur un globe terrestre recouvert de pauvres sinistrés où personne ne veut assumer ses propres responsabilités ? Nous ne sommes pas le produit de notre environnement, mais celui de notre libre conscience. Chacun est le forgeron de son bonheur et, quoi que nous semions, nous le récolterons.

Les conditions de vie en tant que miroir de l'âme

En elles-mêmes, les choses sont sans valeur. Notre conscience fait la différence ; chaque divergence apparente est produite par nos évaluations et nos jugements. Quand, sur la base de ces jugements, nous rejetons quelque chose, nous créons une chaîne d'événements qui nous confrontent avec le pôle opposé et nous aident à annuler notre "karma de rejet". Le principe de résonnance renforce ces lois jusqu'à ce que nous acceptions le pôle autrefois refusé. Nous avons donc une "résonnance" à un problème ou un certain sujet jusqu'à ce que nous l'ayons compris et que nous ayons appris à le traiter.

Les résonnances déterminent notre vie de différentes manières. C'est ainsi que nous attirons dans notre vie certains aspects du destin et que nous évoluons au milieu de circonstances et de personnes qui ont des intérêts, des problèmes ou des idées semblables. Conformément à cette loi, les gens attirent toujours le même genre de partenaire avec les mêmes problèmes. L'entourage personnel et les conditions de vie deviennent donc un miroir du soi. Sous ce rapport, le proverbe "telle demande, telle réponse" pourrait être d'un certain secours : si l'on parvient à remarquer que l'on se reflète avec ses côtés positifs ou négatifs dans son partenaire ou dans ses amis, on peut alors reconnaître bien des côtés sombres dont on ne se doutait guère jusque là.

Qui a compris que le chemin du bonheur passait obligatoirement par la reconnaissance de soi, qui a commencé à faire le tri pour se débarrasser des vieux fardeaux, celui-là percevra par reflet, dans les personnes qui l'entourent, des indications décisives le concernant. Quand des unions ou des amitiés sont rompues, il existe souvent une cause bien déterminée, mais la véritable raison est qu'une vibration initiale a disparu, chacun ayant continué à évoluer à sa manière après avoir tiré des leçons du comportement de l'autre.

D'autre part, on ne trouve le "partenaire idéal" que si l'on a fait de soi-même un partenaire idéal. Si quelqu'un entre dans notre vie ou si nos conditions de vie changent du tout au tout, cela signifie toujours que quelque chose de déterminant a changé en nous. Mais si nous attirons sans cesse un problème identique, autrement dit si nous sommes toujours confrontés à une même chose se présentant seulement sous une forme différente, il en résultera une chaîne analogique, une suite de hasards qui, l'un après l'autre, nous communiqueront l'enseignement qu'ils renferment. Seule une reconnaissance claire et nette peut véritablement résoudre le problème.

Grâce à la méditation et aux affirmations, on peut commencer systématiquement à neutraliser ou, selon le cas, à accepter le problème pour s'en débarrasser ensuite définitivement.

Celui qui veut changer sa vie, doit d'abord, à travers le karma, analyser les raisons cachées de ses problèmes à partir d'une perspective plus élevée. Finalement, on peut remonter chaque chaîne de raisons jusqu'à la "fission" de la conscience ; la décision souveraine entre le Bien ou le Mal a permis à l'ego de se développer librement. Certes, sur le chemin de notre évolution, nous portons tous en nous l'"étincelle divine" qui nous fait mûrir et grandir, et nous aide dans notre évolution, mais dans un premier temps, nous nous efforçons toujours de penser à nous-mêmes et de satisfaire nos besoins personnels. Nous prenons ou, pire encore, nous donnons pour recevoir en échange.

En apprenant à reléguer l'ego au second plan et à vivre l'amour véritable, nous pouvons retrouver dans cette perfection l'unité avec Dieu. C'est à cela que semble tendre l'évolution.

Celui qui parvient à comprendre ces interconnexions, qui reconnaît que l'amour désintéressé est la clé de la vie, qui établit ainsi l'harmonie en lui et autour de lui, celui-là a trouvé son salut, son centre. Ainsi est rétablie l'unité avec la nature toute personnelle, qui a ses fondements à un niveau où le karma devient superflu. La maladie, due à l'ignorance, qui nous faisait prendre le parti de l'ego, peut nous conduire, si nous prenons conscience des complexes interconnexions supérieures, à l'échelon divin.

7. La mort – une simple fiction?

J'ai depuis quelque temps une patiente dont je connais également le mari. Ils ont tous deux 40 ans ; il a travaillé dur toute sa vie et a déjà eu deux infarctus, ce qui ne l'a cependant pas empêché de continuer à dilapider ses forces.

Que s'est-il passé? Le week-end dernier, son mari a fait un troisième infarctus. Après plusieurs tentatives demeurées vaines, le médecin d'urgence a enfin réussi au bout de deux heures à réanimer le cœur. Cet homme est à présent en réanimation, "en vie" certes, mais son cerveau est mort !

On a demandé à sa femme, qui n'a pas encore complètement repris ses esprits, de donner son accord pour un don d'organes. Pourtant, les médecins de l'hôpital ne sont nullement disposés à laisser "partir" en paix une personne dont le cerveau est mort mais le corps "vivant". Cette femme est donc condamnée à voir chaque jour le corps de son mari, raccordé à des machines et coincé par d'innombrables tuyaux, que l'on maintient en ce monde par tous les moyens possibles et imaginables, que l'on conserve dans une zone transitoire entre l'ici-bas et l'au-delà. Une situation pire que la mort... Une mort interminable dépourvue de sens.

De la peur de la mort

A notre époque, dans notre civilisation, aucun sujet n'est plus tabou que la mort. Dès notre naissance, un sentiment de malaise et d'angoisse nous est communiqué chaque fois qu'on évoque cette notion inventée par l'homme.

L'église en rajoute, pour attiser la peur, en parlant aux enfants, à l'école et au catéchisme, de ce qu'elle appelle l'enfer, suscitant ainsi la crainte de la mort.

Pourquoi la mort est-elle à ce point exclue de la vie? Pourquoi chacun de nous est-il pris d'un frisson quand il pense à la mort? Est-ce vraiment la terrible fin dont tout le monde parle? Je ne le crois pas.

A mon avis, la mort ne peut avoir que deux aspects effrayants: le premier est la manière dont on meurt, telle que je l'ai décrite en début de chapitre. Nous ne pouvons effectivement pas prévoir dans quelles mains nous allons tomber si nous sommes un jour gravement malades et que la mort approche inexorablement. Nous n'avons malheureusement qu'une influence limitée sur le traitement qui nous sera réservé avec toutes les techniques dont dispose aujourd'hui la médecine. Un certain malaise est certes justifié devant ces mesures qui "prolongent la vie" – ou plus exactement qui "prolongent la mort". Ensuite, j'ai pu constater à de nombreuses reprises – et à mon avis, tout le tragique est là – qu'au dernier moment, la plupart des gens sont conscients de n'avoir jamais vécu. Le mourant s'aperçoit souvent que la vie a passé, sans qu'il ait pris le temps d'en jouir pleinement.

J'observe souvent que mes patients atteints du cancer, quand ils ont compris que le temps qui leur reste à vivre est limité, considèrent chaque seconde comme un cadeau précieux, et qu'ils savourent pleinement chaque instant, dès qu'ils acceptent leur maladie et se soumettent avec confiance à leur destin. Chacun de leurs gestes est fait dans la joie et la reconnaissance ; fascinés, ils observent tout ce que leur offre la nature. Ils admirent la beauté du brin d'herbe qui pousse ; ils écoutent pleins d'admiration le chant vespéral des grillons.

Une soirée fascinante

Un soir, je fis une expérience très profonde. Comme chaque jeudi, je rencontrai mon groupe d'entraide contre le cancer pour "philosopher". Cette fois, j'introduisis dans le groupe une nouvelle patiente gravement atteinte.

Chaque patient se présenta, lui et sa maladie, et je n'en cru pas mes oreilles quand, l'un après l'autre, ils avouèrent être reconnaissants d'avoir contracté cette grave maladie. Ils étaient tous d'accord pour dire qu'ils remerciaient Dieu de les avoir tirés brutalement d'un sommeil qui avait duré toute une vie. Leur existence avait changé et ils décrivirent avec quelle joie ils regardaient à présent toute chose avec les yeux de l'amour.

Je ne pus cacher ma fierté et je sus, à l'instant où je sentis la reconnaissance de mes patients, que j'étais bien sur l'unique voie à suivre. Mon projet avait dépassé mes espérances, même si le travail avait été long et difficile.

Ces gens qui, malgré la maladie qui menaçait leur vie, étaient assis autour de moi, paisibles et heureux, s'étaient totalement remis entre mes mains et, petit à petit, avaient respecté à la lettre chacun de mes conseils. Ce soir-là, ils prirent très nettement conscience de la récompense qui leur était offerte.

Ils sentirent l'amour s'éveiller en eux et ils éprouvèrent le désir irrésistible de faire participer les autres à leur bonheur, de leur faire don de leur attention et leur amour.

Ils ont ainsi réalisé la dernière phase de mon concept : aider les autres dans l'amour. Il n'y a rien de bon à moins de faire soi-même le bien. La prise de conscience théorique n'est pas tout. L'art est de la mettre en pratique. Savoir ne suffit pas ; ce n'est qu'à ses actes qu'on peut se mesurer.

Beaucoup de patients me disent souvent qu'ils le savent depuis longtemps, et que je ne leur raconte rien de nouveau. Quand je leur demande prudemment s'ils le mettent en pratique dans leur vie, un grand silence se fait généralement...

Je dois avouer que la grande faille qui sépare le savoir de l'action est extrêmement difficile à franchir et que souvent, dans la vie quotidienne, moi non plus, je n'y parviens pas. Mais le combat avec son propre ego est la grande mission que nous devons accomplir chaque jour dans cette arène qu'est la vie et dont nous devons tirer nos leçons. Il nous faut prendre conscience de la différence entre le langage de l'ego et celui du soi supérieur, de l'intuition ; autrement dit, nous devons consacrer sans cesse toute notre attention à notre voix intérieure. Alors nous comprendrons aussi la conviction qu'Elisabeth Kübler-Ross a acquise pendant des dizaines d'années de travail auprès des mourants auxquels elle apportait son aide : la mort, telle que nous nous la représentons, n'existe pas.

Pour elle, la mort est aussi un commencement, une naissance à une nouvelle forme d'existence. Ainsi, la mort équivaut à l'émergence du soi supérieur hors du corps, comparable à la sortie d'un superbe papillon hors de son cocon.

Par-delà la mort

Chacun porte en soi, depuis sa naissance, une part de sa source divine qui demeure éternellement en nous. C'est elle précisément qui nous apprend que nous sommes immortels et en perpétuelle évolution. Les mots sont impuissants devant une notion qui serait en mesure de décrire cette "étincelle" divine qui est en nous. Nous pouvons l'appeler "âme" ou "conscience supérieure", cette part qui revient toujours sur terre pour apprendre de nouveau, à tous les niveaux possibles et imaginables.

En mourant, nous quittons notre enveloppe physique pour entrer dans une lumière que des milliers de personnes "revenues de la mort" décrivent comme la chose la plus belle et la plus parfaite qu'elles aient jamais vue. Tous rapportent que, sous le charme de cette lumière, ils ne refusaient qu'une chose : devoir revenir.

J'ai dit plus haut qu'à ce sujet, seules deux choses pouvaient être tragiques : empêcher quelqu'un de mourir et s'apercevoir au dernier moment qu'on n'a jamais vraiment vécu.

Mais on se rend compte en même temps de la manière dont on a vécu. A ce moment-là, on peut effectivement, pour une courte durée, se trouver dans un état où l'on se crée soi-même son ciel et son enfer, où l'on doit soi-même évaluer et juger sa propre vie... Ai-je tiré profit des leçons que j'ai reçues, ai-je donné un sens à ma vie ?

Par la force de nos pensées et de nos actions, nous ne décidons pas seulement de ce que nous vivons présentement ; nous posons les jalons pour l'avenir. Nous sommes ainsi toujours soumis à la loi divine de la justice compensatoire qui ne manquera pas de s'imposer là où règnent l'amour, la confiance et la compréhension.

Aussi le passage à travers la lumière qu'effectue le soi supérieur sans l'ego équivaut-il à un état indescriptiblement harmonieux, puisque dénué des émotions et des instincts de l'ego humain. Et c'est précisément cet état que nous pouvons obtenir dès aujourd'hui si nous comprenons que le soi est la réalité suprême, et non l'ego. Si le petit Moi peut mourir, c'est la découverte de l'éternité. L'éternité n'est pas synonyme de temps infini ; c'est un point en-dehors du temps, le présent personnel, le "maintenant".

Le soi supérieur

De nos jours, les mourants ont plus que jamais une chose en commun : la peur. Nous savons par expérience que plus l'ego est affirmé, plus la peur est grande. Si, dans le monde actuel hautement technicisé, l'homme s'éloigne de plus en plus de lui-même et donc de la nature, la mort est également devenue pour lui quelque chose d'abstrait qui ne semble pas en accord avec la vie. Bien que la mort soit la chose la plus naturelle du monde et fasse partie de la vie, une âme emprisonnée dans l'ego peut difficilement se détacher de l'existence terrestre. L'espace qui la sépare du soi supérieur est devenu trop grand. Le langage du soi supérieur, l'intuition, qui est orientée vers la bonté, l'élévation et l'amour, est refoulée au profit du "sentiment" enchaîné à l'ego.

Trop de gens ne sont pas encore prêts à accorder à la voie de l'intuition l'attention qu'elle mérite. Cette voix nous dit sans cesse ce que nous devrions faire pour être raisonnables : par exemple ne pas fumer, ne pas trop manger, avoir plus d'exercice, méditer, prier, faire le bien, nous séparer des gens qui nous rendent malheureux ; mais nous sommes trop étroitement liés à notre ego pour écouter cette voix.

Si nous considérons que l'ego est divin, nous nous heurtons inévitablement à des difficultés. Conformément aux lois de la nature, nous attirons des maladies, des revers du sort, des événements ou des personnes qui nous donnent finalement une nouvelle chance d'apprendre.

Il existe deux possibilités d'évoluer : nous cherchons et demandons : qui suis-je, quelle est ma voie ?, ou bien nous laissons Dieu détruire notre ego et acceptons sans peur ce qui arrive.

Le soi supérieur ne connaît aucune peur. Ainsi, l'homme qui plonge dans cet état de conscience et se laisse conduire plein de confiance par sa voix intérieure, ne ressent aucune peur. Celui qui repose dans son centre et fait confiance à la nature a confiance dans sa propre essence divine.

Oter la peur à un mourant, c'est l'inciter à retrouver sa propre individualité, sa propre nature et par là même Dieu. Les gens qui sont proches de Dieu et le reconnaissent, le respectent et l'aiment dans la nature et dans chaque être vivant, acceptent leur destin et se soumettent au processus divin de la vie, quoi qu'il arrive. Car finalement tout est bien ainsi.

La plupart des peuples primitifs, mais aussi quelques cultures "civilisées", qui sont attachés à une religion forte, considèrent la mort comme une partie constituante toute naturelle de la vie, qui n'a rien de triste. Au contraire, les peuples qui croient à l'immortalité de l'âme – soit les trois quarts de l'humanité – se réjouissent même que l'âme puisse "partir".

Chez nous, quand on verse des larmes, ce sont généralement des larmes de douleur suite à la perte brutale d'un proche ou aux circonstances de sa mort. Quand on aime quelqu'un et qu'on le voit souffrir, un sentiment de reconnaissance ne doit-il pas nous envahir quand l'autre est libéré de ses souffrances et peut s'en aller ?

La peur de la mort est étroitement liée à l'ignorance qui entoure cette dernière. Plus la confiance et la foi en un déroulement naturel, divin, sont grandes, moins la peur est importante.

Il peut être très secourable d'expliquer aussi tôt que possible à un malade condamné les principes naturels fondamentaux et les lois supérieures. A notre époque où, dans de nombreux domaines, l'Eglise s'isole de plus en plus par manque de réalisme et par ignorance, chaque être humain devrait se créer sa propre Eglise. Bien entendu, le médecin ne peut assumer le rôle de pasteur, mais il devrait tout du moins essayer de donner certaines impulsions et d'ouvrir de nouveaux horizons.

Ne perdez jamais de vue qu'il n'y a qu'une seule religion véritable : la religion de l'amour. Celui qui la comprend au plus profond de lui-même ne doit pas se soumettre à des idées qui lui sont étrangères.

Si l'on parvient, en affrontant les principes de vie supérieurs, à se rapprocher de sa propre nature, la peur disparaît peu à peu. Car la peur elle aussi est un stimulant naturel, dont le but est de nous inciter à évoluer intellectuellement et psychiquement. Si nous nous servons de la peur en vue de poursuivre notre évolution spirituelle, nous pénétrons dans des dimensions toujours nouvelles de la vie qui nous font vivre de manière plus consciente et donc plus heureuse. Vivre consciemment équivaut à percevoir la nature avec tous ses sens et à reconnaître l'ordre divin.

Jouir pleinement, dans l'amour et la joie, du caractère unique de chaque bouchée, chaque gorgée, chaque souffle, chaque couleur et chaque bruit, voilà ce que signifie véritablement "vivre". Si nous étendons ce principe à notre environnement humain, à chaque minute de notre vie, nous faisons don à nos prochains de l'amour que nous ressentons intuitivement dans notre cœur. Je suis absolument convaincu que c'est là le sens "général" supérieur de la vie : vivre les uns avec les autres et les uns pour les autres sur la Terre notre mère, dans la reconnaissance et l'attention que nous lui devons.

Dans le "Notre Père", on dit : "... et ne nous soumets pas à la tentation mais délivre-nous du mal..." Je pense qu'il serait mieux de dire : "... et soumets-nous à la tentation..." Nous vivons dans une tentation constante puisque, à chaque instant, nous avons la possibilité de choisir librement entre l'ego et le soi supérieur. Nous ne devons pas non plus succomber à la tentation d'assujettir notre planète et la nature en général. Cela déclenchera sans cesse des réactions correspondantes sous forme de catastrophes naturelles jusqu'à ce que nous comprenions que nous devons, outre de la reconnaissance, ressentir également de l'humilité envers la Création.

Ceux qui se sont confiés à leur conscience supérieure se sont réveillés, et ils sont certainement les seuls à poser la première pierre d'une génération nouvelle et pure. Ils ont reconnu que leur amour se répercutait sur leur entourage et qu'il continuera ainsi à se répandre.

La reconnaissance de l'immortalité de l'âme qui, sur terre, essaie de se libérer de l'ego et d'apprendre à aimer, nous aide à comprendre et à faciliter notre existence. Elle nous aide également à voir les véritables raisons secrètes des coups du sort et des maladies. Jusqu'à son dernier souffle, un homme peut encore apprendre et dissoudre un peu de son karma. L'exemple d'un patient atteint d'un cancer l'expliquera mieux encore.

Trouver son salut et mourir

Un patient âgé de 55 ans apprit par son médecin que sa toux n'était pas une bronchite mais un cancer des poumons à un stade déjà avancé, et qu'on ne pouvait plus rien faire pour lui.

Rempli de désespoir et d'incertitude, cet homme vint me trouver et me demanda de continuer à le soigner.

Après avoir mûrement réfléchi, je me décidai à procéder en substance comme suit :

1. Lui donner espoir et optimisme quant aux possibilités existantes de ralentir et, le cas échéant, de stopper totalement la croissance de la tumeur.

   Cet espoir emplit le patient d'un nouveau courage de vivre et d'une nouvelle force vitale à peine imaginables, qui l'aidèrent à leur tour à améliorer nettement la qualité de sa vie.

2. Diverses thérapies naturelles d'immunomodulation officiellement reconnues.

   Le traitement avait lieu autant que possible au domicile du patient pour lui éviter les visites chez le médecin qui lui faisaient perdre beaucoup de temps. La thérapie provoqua une stimulation massive du système immunitaire et améliora considérablement le bien-être général du patient.

3. Une thérapie d'organisation de la vie et les Cinq "Tibétains" entraînèrent une nette amélioration de la constitution physique ainsi que l'harmonisation du corps, de l'esprit et de l'âme.

4. Psychothérapie oncologique, entretiens psychothérapiques spirituels.

   L'assimilation du passé et le dévoilement de différents traits de caractère et modes de comportements permirent de reconnaître les connexions causales qui avaient pu conduire au déclenchement de cette maladie. Le patient eut ainsi la possibilité de faire la paix avec son passé et les personnes qui lui étaient proches et d'accepter les interconnexions s'établissant au niveau supérieur. En lisant et philosophant quotidiennement, le patient se construisit sa propre image du monde.

Il s'avéra que plus sa foi s'affermissait, plus sa peur de la mort disparaissait. Quand son heure fut arrivée, il partit en paix, un sourire sur le visage. Il était rempli d'amour et libéré de sa peur. A mes yeux, il donna un merveilleux exemple d'un homme qui avait trouvé son salut et avait finalement pu "partir" en paix.

Les phases de peur face à la mort

Mes propres observations sur les mourants rejoignent celles d'Elisabeth Kübler-Ross, qui rapporta dès les années 60 ses expériences avec les mourants et décrivit cinq phases de peur. Ces cinq phases sont parcourues par toute personne qui se voit soudain confrontée avec une mort éventuelle.

Il est alors particulièrement important que le malade ne soit pas seul avec ses angoisses et ses soucis, qu'il y ait des gens qui le comprennent, qui compatissent et l'écoutent. La proximité et l'assistance de gens qu'il aime sont importantes sur le chemin de la mort qu'alors, il ne suivra pas seul. Les mots eux-mêmes sont généralement superflus et impuissants devant ce que les personnes concernées ressentent pendant ces différentes phases.

La plupart des gens passent par plusieurs phases de réflexion intensive sur leur maladie et la mort avant de parvenir à accepter leur destin.

La *phase 1* est caractérisée par le refus d'admettre la vérité et par l'isolement social. On se refuse à croire la nouvelle et on court d'un spécialiste à l'autre dans l'espoir qu'il s'agit d'un malentendu, qu'on échappera une fois de plus au malheur et que tout rentrera dans l'ordre.

La *phase 2*, une colère sans bornes, y fait directement suite. Pourquoi faut-il que cela tombe précisément sur moi ? Jalousie, animosité et colère envers parents et amis alternent et se déchargent alors généralement sur les proches. Ces derniers réagissent à leur tour par des larmes et des sentiments de culpabilité, ce qui est compréhensible. Il faut savoir que cette colère est normale et pardonner au malade tout ce qu'il nous reproche. Il faut nous retirer totalement au second plan en nous contentant d'écouter.

La *phase 3* est le début de la période des négociations. Vous connaissez la réaction d'un enfant qui commence par exiger, puis demande gentiment, tape ensuite des pieds avec colère pour finalement, vexé, regagner sa chambre. La plupart du temps, il revient alors à la raison et réfléchit s'il n'y aurait pas d'autres possibilités... Beaucoup de gens essaient, dans des prières aussi, de marchander l'accord d'un délai en promettant une conduite irréprochable. Des "négociations" avec Dieu s'engagent. Beaucoup promettent de consacrer leur vie à Dieu et à l'Eglise si... Quelques-uns sont disposés à commencer tout de suite et espèrent le "service rendu en échange". Le cas échéant, il est alors important de parler d'éventuels sentiments de culpabilité, en particulier quand le patient est persuadé que Dieu le punit maintenant parce qu'il n'a par exemple jamais été à l'église.

Je recommande par principe à tous les médecins de travailler avec un pasteur ou un directeur de conscience. Cette manière de procéder m'a beaucoup appris et je ne peux que confirmer et reconfirmer que cela a aidé les patients à trouver la paix de leur âme.

Phase 4 – dépression. Une profonde tristesse est consécutive à la perte d'une partie du corps, éventuellement enlevée par suite d'une opération (en cas de cancer du sein par exemple), puis au fait de savoir qu'on peut en mourir. La prise de conscience effrayante de ne pas avoir vraiment joui de la vie, de n'avoir jamais vraiment vécu et d'avoir omis de faire certaines choses fait tomber le patient dans un gouffre profond. Des conflits se font jour sous forme de sentiments de culpabilité ou de soucis, à la pensée de devoir laisser seuls ceux qui l'entourent ; ces conflits sont renforcés par la famille qui se sent désarmée et ne sait comment se comporter. Beaucoup de malades se retirent ou se détournent du monde, accentuant ainsi leur isolement social, et par suite leur dépression.

Les appels au secours, qui demandent davantage d'attention et d'intérêt, s'élèvent avec plus d'insistance qu'avant, prenant la forme de douleurs, de malaise respiratoire ou autres symptômes qui s'améliorent cependant chaque fois qu'un proche arrive et prend tendrement le malade dans ses bras ; parfois, seule sa présence suffit à rassurer le malade qui joue le rôle du petit enfant désirant être materné et protégé. Présence, attention, amour, compassion et contact corporel, voilà ce dont nous pouvons essentiellement faire profiter les mourants. Selon le souhait du patient, une lecture, une prière ou une musique classique de fond peuvent créer une atmosphère agréable.

Phase 5 – Assentiment. Les émotions ont été exprimées ; le malade se soumet avec confiance au destin inévitable. Si, dans un premier temps, grâce à des entretiens psychothérapiques, le patient est parvenu à se débarrasser de son passé, il peut – en paix avec lui-même et le reste du monde – accepter son destin. La douleur et la lutte sont terminées ; alors commence le repos qui précède le "grand voyage".

C'est la phase où parents et amis du malade ont tout particulièrement besoin de notre sympathie et de notre aide. Il est important de faciliter le "départ" du mourant et de ne pas vouloir le retenir.

Quand la douleur s'évanouit et que l'esprit se perd dans un crépuscule sans rêves où l'entourage n'est pratiquement plus perçu de manière constante, où le besoin de s'alimenter disparaît, les proches perdent leur calme, arpentent les couloirs de l'hôpital, se tourmentent avec des sentiments de culpabilité et ne savent pas s'ils doivent rester en permanence assis près du lit ou s'ils peuvent s'absenter brièvement.

Pendant cette phase, selon le cas, toute mesure thérapeutique complémentaire peut être superflue et il serait cruel d'empêcher un décès dans la dignité par de vaines tentatives de maintien en vie. Le médecin qui, à l'hôpital, est habitué à administrer toutes les piqûres possibles jusqu'au dernier battement de cœur, doit parler dès le début à la famille de ce qu'il veut faire ou préfère ne pas faire au dernier moment.

De nos jours, pour un médecin, assister un mourant dans l'amour, "sans agir", est devenu un défi. Dans un tel moment, toutes les personnes présentes sont appelées à la patience, au repos et au silence. Aider le malade en étant simplement là et en compatissant avec amour est l'un des principes fondamentaux de l'aide apportée au mourant. Des mots de consolation sont généralement superflus. Il suffit d'être là, en silence, le cœur plein d'amour...

J'en suis arrivé à la conviction que, pendant tout un temps, il est important de donner espoir au patient. C'est l'espoir qui lui fournit de nouvelles énergies vitales. Mais, au plus tard quand le dépérissement physique s'accélère visiblement, il peut être mauvais de nourrir l'espoir. Le patient doit progressivement commencer à regarder franchement la mort en face et à accepter son destin. Si l'on a hésité à confier au malade la vérité définitive sur sa maladie, il faut maintenant lui donner la possibilité d'entrer dans la phase d'acceptation.

La vue d'une personne qui meurt véritablement en paix a toujours été accompagnée pour moi des mêmes émotions bouleversantes qu'à la naissance d'un enfant, événement qui me touche aujourd'hui encore jusqu'aux larmes. En de tels instants, je prends toujours conscience du caractère unique de chaque individu créé par Dieu dans le grand océan de l'humanité, au sein d'un univers sans limites.

8. Le forgeron et son fer

La santé en tant que performance humaine

Le bouleversement des valeurs auquel nous nous trouvons confrontés au seuil du troisième millénaire, a déjà touché tous les domaines de la vie et n'a même pas fait halte devant une conception nouvelle de la maladie et de la santé. Alors que la médecine classique de l'Antiquité s'intéressait à la santé, la pensée médicale des temps modernes, influencée par les sciences naturelles, porte l'empreinte de la notion d'"altération maladive". Depuis, la santé est définie négativement comme l'"absence de maladie".

96 % des humains venant au monde en bonne santé, le but suprême de tous les efforts médicaux devrait être de garder et de protéger cette santé. Cependant, la réalité est tout autre : 80 % de la matière d'enseignement médical et des frais d'hygiène publique concernent la technique du diagnostic (selon Schipperges). On a également calculé que 70 % de tous les frais sont occasionnés par des malades qui ne seront plus en vie un an plus tard.

Vu cette évolution, on ne s'étonnera pas que de plus en plus de gens aillent voir un médecin spécialisé en naturothérapie ; ils font confiance à la médecine douce et ne voient de véritable point d'attaque thérapeutique que dans des concepts de médecine holistique.

Puisqu'aujourd'hui, nous sommes pris entre la médecine technique et le retour à ce que nous ressentons comme "naturel", nous réclamons à juste titre un concept de médecine globale qui place l'être humain en tant qu'unité de corps, d'esprit et d'âme, au centre de ses efforts et qui intègre aussi, à titre préventif, un environnement vital socio-culturel et écologique.

Le siècle à venir doit reprendre les modèles anciens du savoir et de l'art de guérir, et s'inspirer des méthodes dont on a, de tous temps et dans toutes les civilisations, traité la maladie et conservé la santé. Finalement, on retrouve toujours les circuits régulateurs des six *res non naturalis*, des six modèles de conduite favorisant la santé, derrière lesquels se cache une culture de la santé, ininterrompue depuis 3000 ans. Ces six principes d'ordre étaient la base de la médecine hippocratique et donc, tout simplement, le fondement de l'art de guérir. Ils se sont perdus au fil des temps ; c'est pourquoi on les appelle les "lois non naturelles", parce que le respect de ces besoins élémentaires fondamentaux ne va pas de soi dans la vie humaine.

Replacés à notre époque, les six principes d'ordre d'Hippocrate sont tout aussi valables qu'autrefois. Notre quantité de vie, mais aussi et surtout notre qualité de vie, dépendent de la manière dont nous respectons ces règles de conduite.

Ces six principes d'ordre sont les suivants :

I. La maîtrise des émotions

II. Une conduite raisonnable quant à la nourriture et la boisson
III. Une conduite bien réglée quant à la lumière, l'air, l'eau, la terre, la chaleur et le froid
IV. L'élimination régulière des déchets corporels
V. L'alternance de la veille et du sommeil
VI. Le rythme du mouvement et du repos, du travail et des loisirs

Chacun est responsable de la manière dont il suit ces règles. Ce sont elles, toutefois, qui peuvent devenir une source de guérison constante ou, si on les ignore, un broyeur d'autodestruction.

Même Nietzsche a examiné ces six règles de conduite de vie salutaire, dénonçant comme une double hypocrisie dans nos habitudes quotidiennes de ne pas faire des choses faciles – comme la nourriture, l'habitat, l'habillement, les relations – l'objet d'une réflexion et d'une réorganisation constante, impartiale et générale. Car ce sont justement les infractions permanentes aux lois pourtant simples de la nature qui nous entraînent dans la dépendance et l'esclavage honteux de devoir nous rendre chez un médecin, un enseignant ou un directeur de conscience. Nietzsche nous plaignait à juste titre en constatant que nous mourons d'excès alimentaires et finalement d'une mauvaise digestion.

Effectivement, dans les hôpitaux, un lit sur deux est occupé par un malade de la prospérité s'étant mis luimême dans cette regrettable situation, suite à un comportement malsain et en particulier à son intempérance (par exemple abus de nourriture, stimulants, médicaments, stress, travail, immobilité, amollissement).

Mais la santé, qu'on le veuille ou non, ne peut être retrouvée en restant allongé sur un lit d'hôpital, et encore moins être obtenue sur prescription médicale. La santé n'est plus un état naturel, mais une performance humaine personnelle.

Le début d'un processus de réorientation intellectuelle qui aurait dû avoir lieu depuis longtemps, s'exprime dans un "Objectif santé" publié par le Ministère canadien de la Santé (Charte d'Ottawa):

"Les gens ne peuvent développer largement leur potentiel de santé que lorsqu'ils sont disposés à influencer les facteurs qui agissent sur leur santé. La santé est élaborée et vécue dans la vie quotidienne, là où les gens apprennent, travaillent, jouent et aiment."

Je suis convaincu que les six principes et règles pour une conduite de vie salutaire représentent la base de tout concept thérapeutique. Si on ne les connaît et ne les utilise pas raisonnablement, une thérapie, quelle qu'elle soit, n'a aucun sens.

Dans le processus de guérison, la "thérapie d'organisation de la vie", des entretiens psychothérapiques destinés à mettre de l'ordre dans sa vie, est le pilier fondamental de mon concept. Ce doit être la base de toute méthode de traitement global.

Les principes d'Hippocrate

1. La maîtrise des émotions

Le véritable voyage de découverte ne consiste pas à chercher de nouveaux paysages mais à voir avec des yeux nouveaux. Marcel Proust

Si l'on ne peut modifier une situation, on peut toutefois modifier le point de vue qui la concerne. Dans notre culture hautement civilisée et industrialisée, il convient d'accorder une attention toute particulière à ces principes. Dans le chapitre 5 sur l'amour, j'ai déjà traité ce problème en détail; c'est pourquoi je me contenterai ici de répéter que "le meilleur remède se compose d'amour, de bonté et de gaîté de cœur." Avec ces mots, en fait, tout est dit.

Pour vivre en harmonie avec la nature et ressentir joie de vivre et force vitale, il est nécessaire d'avoir certaines qualités fondamentales que l'on peut et que l'on doit apprendre.

Ces qualités sont prêchées par toutes les religions, et même des philosophes de renom considèrent que le véritable sens de la vie est de les apprendre et de les pratiquer au quotidien.

Il semble donc que nous soyons sur terre pour apprendre l'amour, l'humilité, la gratitude et le dévouement. Cependant, face au mal, aux guerres, à la destruction de la nature, aux ennuis et aux maladies, la vie d'un seul homme ne suffit apparemment pas pour tout apprendre et tout pratiquer. Combien de siècles faudra-t-il encore laisser pour que les êtres humains se servent des 90 % de leur cerveau inutilisés jusqu'à présent, pour le bien du tout et de la communauté, et pour qu'ils reconnaissent que l'amour est la clé de la vraie vie?

Les pensées entachées d'égoïsme, de présomption, de jalousie, d'envie, de rancune, de frustration, de haine et de colère affligent l'âme et détruisent le corps tôt ou tard. Ce genre de pensées ne concordent pas avec les lois de la nature et, si on ne les modifie pas, conduisent inéluctablement à la maladie (comme le cancer), voire même à la mort. C'est à nous de décider comment traiter les aspects négatifs : "Les pensées négatives peuvent venir, mais elles ne doivent pas rester."

II. La conduite raisonnable quant à la nourriture et la boisson

Mange quand tu as faim et bois quand tu as soif. Tout ce qui dépasse cette mesure est nuisible. Lao Tseu

Sebastian Kneipp écrivit à ce propos : "Le meilleur chemin de la santé ne passe pas par la pharmacie, mais par la cuisine." Il pensait à la qualité de ce que nous mangeons et à la manière dont nous mangeons.

L'homme est le seul être vivant qui détruit sa nourriture avant de la manger. Mais nous avons une autre particularité difficilement compréhensible : nous jugeons essentiellement notre nourriture d'après son goût. Nous le faisons tout en sachant qu'elle ne se trouve que quelques secondes dans notre bouche, mais pendant des heures dans notre estomac, des jours dans notre intestin et finalement des années sur nos hanches. De plus, quand on pense que nombre d'aliments ont peu de valeur nutritive, on se demandera à juste titre comment l'état du corps pourrait être meilleur que les "matériaux" dont on le gave. Ainsi, la plupart d'entre nous creusent prématurément leur propre tombe avec leur couteau, leur fourchette et leurs dents.

La règlementation de l'alimentation (de tout temps, les médecins ont été d'accord pour le dire) est la base indispensable au bien-être et à la santé, à la robustesse et au rendement. "L'homme est ce qu'il mange." On ne répétera jamais assez ce principe. Aucun facteur de l'environnement n'influence de manière aussi directe et intensive les fonctions cellulaires que la nourriture absorbée quotidiennement.

L'alimentation est à peu près le seul domaine où l'on peut, par des efforts personnels, économiser autant d'argent, éviter autant d'ennuis et de frustration, et se faire autant de bien.

Voici mes recommandations pour une alimentation saine et naturelle :

1. Ne manger que lorsqu'on a vraiment faim. Ne jamais manger au-delà de sa faim. Ne pas manger par envie, bravade ou frustration. Il existe d'autres choses encore pour adoucir la vie.
2. Tout dépend de la quantité et de la qualité: il faut faire la différence entre les denrées et les aliments. Les premières peuvent certes rassasier, mais le cas échéant, elles ne sont pas appropriées au maintien de la santé. Les denrées ne sont des aliments que lorsqu'elles contiennent les substances nécessaires à la vie, telles que vitamines, minéraux, oligo-éléments, acides aminés et autres. Malheureusement, deux tiers des aliments que nous absorbons surchargent inutilement notre corps, premièrement par leur quantité qui surmène désespérément les organes digestifs, et deuxièmement par leur qualité déplorable (additifs chimiques, agents de conservation, colorants, exhausteurs du goût, mauvaise origine, animaux engraissés, culture aux engrais chimiques, dénaturation industrielle, manque de fraîcheur, etc.).

   Tout ce que nous avalons, le corps doit s'en débarrasser à grand peine, et ses efforts consomment de l'énergie. En général, l'élimination ne réussit pas complètement, de sorte que des produits métaboliques nocifs se déposent à long terme dans le corps.

3. Ne jamais manger quand on a peu de temps, car dans ce cas, la digestion et l'excrétion peuvent être fortement perturbées. En effet, l'homme n'assimile pas toute la nourriture qu'il mange, mais uniquement celle qu'il digère. Et la digestion prend du temps.
4. Faites attention à manger doucement, à mâcher suffisamment et à ne boire que peu pendant les repas afin d'éviter une dilution indésirable de la salive et des sucs digestifs. Par contre, buvez suffisamment entre les repas (deux à trois litres répartis sur la journée).
5. Le moment des repas est également très important. Il convient d'adapter la nourriture au programme de la journée pour optimiser le rendement du corps et pour lui permettre en même temps d'éliminer les déchets. Surtout pendant la période active de la journée, il serait bon de ne pas réduire le rendement outre mesure par une perte d'énergie que provoquerait la digestion. Autrement dit, les repas copieux doivent être pris dans la soirée. Cependant, on attendra au moins deux, ou mieux, trois heures avant d'aller se coucher (faire si possible une petite promenade digestive après le repas).
6. Souvent, le plus important n'est pas ce qu'on mange, mais bien plus avec qui l'on mange...
7. *Les fruits et légumes frais* représentent la nourriture de base idéale puisqu'ils contiennent tous les éléments importants pour la santé. Plus les fruits et les salades sont consommés frais, plus leur teneur

en énergie solaire est élevée (photoactivité); cette dernière est relative à la quantité de vitamines et oligo-éléments riches.

Fruits et légumes frais devraient représenter les deux tiers de la nourriture totale. Cette recommandation est non seulement liée à leur haute teneur en substances vitales, mais aussi au fait que les fibres qu'ils contiennent sont indispensables pour une épuration et une désintoxication naturelles du corps.

Les fibres permettent entre autres un passage rapide dans l'intestin; de cette manière, le corps évite les sucres et graisses superflus.

Viande: malheureusement, on commet une erreur grave et lourde de conséquences en croyant que la viande rend "grand et fort".

C'est encore moins vrai aujourd'hui qu'autrefois. L'élevage intensif et une multitude d'additifs chimiques (antibiotiques et calmants dans le fourrage, produits d'addition pour l'odeur et la conservation, colorants) augmentent considérablement le risque de tomber malade à cause de la viande, surtout en cas de consommation excessive. Vous pouvez manger de la viande de très bonne qualité une fois par semaine sans courir de risque.

Jeûne

Comme presque toutes les grandes religions le prescrivent, vous devriez observer le jeûne plusieurs fois par an et accorder repos et détente à vos organes digestifs.

Plan pour une semaine de jeûne

Journée préparatoire

	Courses	Se détacher de la routine
	S'acquitter de tout ce qui ennuie	Se préparer au processus de purification

Journée de délestage

	Fruits et noix ou muesli le matin	Relaxation, retrouver son calme intérieur
Midi :	assiette de crudités, pommes de terre, légumes, fromage blanc	
Après-midi :	1 pomme	
Soir :	salade de fruits, yaourt, pain suédois en tranches	

1ère journée de jeûne

	Purge intestinale	
Matin :	sel de Glauber, lavement	Solitude,
Midi :	bouillon de légumes ou cocktail de légumes	méditation, Cinq "Tibétains"
Après-midi :	thé avec du miel	
Soir :	fruits ou jus de légumes	

2ème journée de jeûne

Matin :	thé avec du miel	Cinq "Tibétains",
Midi :	bouillon de pommes de terre	méditation,
Après-midi :	thé	observer la nature
Soir :	fruits ou jus de légumes	aiguiser attentivement ses sens

3ème journée de jeûne

		Cinq "Tibétains",
Matin :	thé	méditation
Midi :	bouillon de carottes	mouvement, gymnastique
Soir :	fruits ou jus de légumes	au besoin lavement ou sel de Glauber, lecture, "hygiène intellectuelle"

4ème et 5ème journées de jeûne

		Cinq "Tibétains",
Matin :	thé	méditation,

Midi :	bouillon de légumes, par exemple de céleri	purification spirituelle, ménage intérieur, se débarrasser de ses préoccupations
Soir :	fruits ou jus de légumes	

1er jour de régénération

Matin :	thé à volonté	Cinq "Tibétains",
Matinée :	1 pomme bien mûre	méditation,
Midi :	soupe de pommes de terre	prendre son temps,
Après-midi :	1 pomme	savourer,
Soir :	soupe de légumes, yaourt, pain suédois en tranches	manger lentement

2ème jour de régénération

		Réapprendre à manger
Matin :	pruneaux, figues, pain complet, beurre	et à savourer, petite sieste,
Midi :	crudités, légumes, pommes de terre en robe des champs, fromage blanc aux pommes	nouvelle attitude envers la vie, formuler ses buts, sel de Glauber
Après-midi :	pomme, noisettes	
Soir :	tomates, beurre, pain complet, fromage	

Toujours boire 3 à 4 litres par jour.

On peut ajouter quelques journées de jeûne en observant le concept suivant :

Matin :

1 à 2 tasses de tisane aux plantes (camomille, fenouil ou mélisse) ou de thé noir doux avec du citron, ou encore de thé au ginseng, avec éventuellement une cuiller de miel.

Entre les repas :

Eau ou eau minérale en abondance, à l'occasion sucer une tranche de citron.

Midi :

1/4 de litre de bouillon de légumes maison, ou 1/4 de litre de jus de légumes frais ou 1/4 de litre de jus de légumes en bouteille, dilué avec de l'eau, bu chaud ou froid, au choix.

Après-midi :

1 à 2 tasses de tisanes aux plantes (fruits de l'églantier, mauve ou pelures de pommes) ou de thé noir doux (pas après 16 heures) avec du citron et/ou 1 cuiller à café de miel.

Soir :

1/4 de litre de jus de fruits au choix, coupé avec de l'eau minérale, bu chaud ou froid, au choix, ou de jus de légumes ou de bouillon de légumes chaud (comme le midi).

Boire beaucoup : boire toutes les boissons par gorgées ! "Mâcher" chaque gorgée, c'est-à-dire réchauffer ou refroidir dans la bouche. Savourer ! Boire doucement !

Les boissons prescrites pendant le jeûne fournissent des vitamines et des minéraux, des substances alcalines et des glucides facilement solubles qui compensent l'acidose provoquée par le jeûne (hyperacidité).

De plus, boire de l'eau minérale à sa soif, plutôt plus que moins. L'eau est un agent important de dissolution et de "lavage" pour le corps en état d'épuration.

Ceux qui n'aiment pas ou supportent mal les jus de légumes ou de fruits, les couperont avec de l'eau ou y ajouteront une cuiller à café de graines de lin ; les fines substances mucilagineuses du lin lient les acides contenus dans les fruits et les légumes.

Les personnes sensibles de l'estomac jeûnent très bien avec de la bouillie liquide d'avoine, de riz ou de graines de lin.

Une autre forme de jeûne que je préconise est la *cure de petit-lait* classique qui a fait ses preuves depuis des siècles. On boit uniquement 1 litre de petit-lait de régime en petites quantités réparties sur la journée. On peut de plus manger 100 à 150 g de myrtilles non sucrées et 100 à 150 g de carottes crues (les ajouter en morceaux entiers ou rapées).

Dans le cadre de la cure de petit-lait classique, on administre en supplément des jus frais d'ortie, de pissenlit et d'artichaut : le 1er et le 2ème jour, 80 ml de jus d'ortie frais, le 3ème et le 4ème jour, 80 ml de jus de pissenlit frais, le 5ème et le 6ème jour 80 ml de jus d'artichaut frais, à partir du 7ème jour recommencer depuis le début.

Les jus de plantes frais peuvent être coupés avec de l'eau de source ou de l'eau minérale.

Un litre de petit-lait de régime contient environ 380 kcal ; le complément en protides est d'environ 30g par jour, la perte de poids journalière d'environ 410 g.

Jeûner avec du petit-lait de régime est idéal ; même en cas de jeûne prolongé, l'organisme est protégé contre une carence en protides. Les protides du petit-lait possèdent une valeur biologique très élevée ; ainsi, de petites quantités suffisent pour alimenter le corps en protides (en présence d'un taux de protides équilibré).

Le petit-lait a d'autres avantages diététiques : peu de calories, pratiquement pas de graisse, pas de cholestérol, très peu de sodium, beaucoup de potassium, des teneurs en lactose et en acide lactique ayant un effet bénéfique sur le milieu intestinal (l'état de la colonisation bactérienne) et les fonctions intestinales. Pour finir, le petit-lait de régime est riche en bases et prévient ainsi l'hyperacidité sanguine provoquée par le jeûne (cétonémie, cétoacidose). L'élimination de l'acide urique n'est pas gênée.

III. Une conduite bien réglée quant à la lumière, l'air, l'eau, la terre, la chaleur et le froid

Les facteurs naturels sont les fondements de notre vie. Cela signifie que la contamination systématique de l'air, de l'eau et du sol a compromis l'équilibre écologique de ces bases vitales. Notre mode de vie dérange tellement l'ordre de la nature qu'elle réagit par la maladie qui peut à son tour entraîner la mort (mort des forêts, mort des poissons...)

Seul, l'individu ne peut certes pas empêcher les effets nocifs qui en résultent pour la santé, mais il peut contribuer à réduire le risque collectif et le risque individuel.

Par une conduite raisonnable et ordonnée concernant la lumière, l'air, l'eau, la terre, la chaleur et le froid, il est possible de réduire considérablement le risque de maladie. Les méthodes d'hydrothérapie du Dr Kneipp sont un exemple du profit salutaire des facteurs naturels.

Un risque élevé de maladie est dû à une surabondance de stimulants à différents niveaux. Une lumière trop vive, par exemple, ou un matraquage constant et bruyant par la radio et la télévision entraînent la nervosité, l'insensibilité des organes sensoriels et finalement la dévastation de l'âme.

D'autres risques possibles proviennent du climat des grandes villes où habitent la plupart des gens. On y séjourne dans des appartements surchauffés et des bureaux climatisés, en partie enfumés, dans ce qu'on nomme la "monotonie du microclimat". L'air est usé ou, quand la fenêtre est ouverte, il vient directement de la rue.

Trop de gens se sont adaptés aux exigences de la société industrialisée ; ils sont tout le temps assis, n'évoluant plus qu'entre leur voiture, leur bureau, leur télévision et leur lit. Ce qui leur manque, ce sont les stimulants naturels de l'environnement qui ne vont plus de soi depuis bien longtemps.

Le soleil et l'air frais sont encore le meilleur élixir de longue vie. Profitez-en en allant prendre l'air aussi souvent que possible. Profitez de l'eau pour garder un corps sain et actif grâce aux méthodes hydrothérapiques du Dr Kneipp : une douche froide une fois par semaine au moins, aller si possible deux fois par semaine au sauna (par exemple après une activité physique).

IV. L'élimination régulière des déchets corporels

La chimie et la technique soumettent aujourd'hui notre corps à un flux de substances étrangères et toxiques tel qu'il n'a jamais existé jusqu'à présent dans l'histoire de l'humanité. Chaque jour, par l'intermédiaire des aliments, des boissons, de l'air, de l'eau, des détergents, des produits cosmétiques et autres, des doses de poisons les plus divers s'infiltrent dans notre corps par les intestins, les poumons, la peau et les muqueuses où ils s'enrichissent toujours plus dans les tissus. Petit à petit, ils commencent à gêner les processus métaboliques.

De nos jours, nous sommes non seulement soumis à une pollution croissante de l'environnement, mais aussi à une pollution croissante du monde intérieur de notre organisme. Il est donc d'une importance capitale de ne pas négliger les possibiités d'autopurification et de désintoxication, et de leur accorder un intérêt particulier.

Digestion

Il est nécessaire de donner à notre intestin, notre plus grand organe excréteur, la possibilité de se régénérer et de se purifier.

Choisir raisonnablement une alimentation naturelle, bien mâcher et manger doucement sont des facteurs tout aussi importants pour la santé de l'organisme que faire attention à son intestin et aller régulièrement à la selle. Ceux qui n'ont pas de selles molles une fois par jour s'alimentent mal et ne bougent pas assez. Les substances nocives à éliminer ont plus le temps d'endommager la paroi intestinale. C'est l'une des nombreuses raisons pour lesquelles le cancer de l'intestin est dix fois plus répandu dans les pays industrialisés (selles deux fois par semaine en moyenne) que chez les peuples primitifs (grande consommation de fibres). Des journées de jeûne régulières sont donc indispensables.

Respiration

Les organes respiratoires ne sont pas seulement responsables de l'alimentation du corps en oxygène, mais aussi du rejet de gaz carbonique. Il y a des centaines d'années déjà, de nombreux médecins remarquaient à juste titre que la santé de l'homme est égale à celle de sa respiration. Celui qui respire trop vite et pas assez profondément gêne l'échange complet des gaz et l'alimentation du corps en énergie vitale est insuffisante. Etant donné que nous nous laissons entraîner, presque "à bout de souffle", dans le tourbillon du quotidien et que nous parvenons souvent à peine à satisfaire les exigences "à couper le souffle" du monde du travail, il est d'autant plus important que nous respirions consciemment et profondément. A la longue, une respiration courte rend malade.

Peau

Avec environ deux mètres carrés de surface, la peau est un autre système d'épuration très important. De grandes quantités de déchets sont continuellement éliminées par les glandes sudoripares, odorantes et sébacées. Si la peau est flasque ou mal irriguée et que les pores sont bouchés, des toxines restent dans le sang qui, lorsqu'il circule, les entraîne vers d'autres organes.

Chez de nombreuses personnes, la peau est dans un état si désastreux qu'elle ne peut plus transpirer et donc correctement désintoxiquer l'organisme.

Il est possible de stimuler la peau par des massages à sec avec une brosse, des bains d'air, le sauna et l'hydrothérapie du Dr Kneipp ainsi qu'avec toutes les méthodes qui font transpirer.

Reins

Les reins sont une autre station d'épuration ; la quantité totale de sang y passe 300 fois par jour pour filtrer les substances destinées à l'urine. De grandes quantités de protides (suite à une trop grande consommation de viande par exemple) ou différentes substances toxiques (colorants, divers produits pharmaceutiques et autres) fatiguent les reins. On fera donc attention de boire au moins deux à trois litres par jour

V. L'alternance de la veille et du sommeil

Beaucoup de gens s'endorment quand ils veulent rester éveillés ; d'autres sont éveillés quand ils veulent dormir. En général, les gens hyperactifs, accaparés par des pensées négatives, s'accrochant à la journée et à ses problèmes, ont un sommeil perturbé. Le sommeil est favorisé par la fatigue physique, le repos psychique et la relaxation.

Le sommeil est donné en retour à celui qui s'y abandonne. Le sommeil salutaire est un cadeau pour celui qui sait se distancer de ce qui lui pèse dans la vie. La méditation, comme le training autogène, est une méthode très efficace pour apprendre à se relaxer et à lâcher prise.

Pour combattre les troubles du sommeil, la riche pharmacie de la nature nous offre en outre des coussins de houblons, de la teinture de valériane, de la tisane de mélisse, des bains aux herbes et bien d'autres remèdes. Un verre de lait chaud, des frictions humides du corps, de la musique douce méditative ou une lecture relaxante favorisent également le sommeil.

Une sieste contribue considérablement à la régénération, mais elle ne doit pas durer plus de 20 minutes ; sinon, le rythme naturel est dérangé, ce qui peut entraîner à nouveau des insomnies. De l'air frais, une chambre bien sombre et un lit chaud (mais pas de chauffage) sont essentiels pour un sommeil profond et salutaire.

VI. Le rythme du mouvement et du repos, du travail et des loisirs

Le meilleur chemin de la santé est celui qu'on fait à pied. Sebastian Kneipp

Comme tous les êtres vivants, l'être humain, de par les liens existant entre son corps et son esprit, dépend des lois de la nature, de ses polarités et de ses rythmes : jour et nuit, été et hiver, mouvement et repos, tension et relaxation, veille et sommeil, travail et loisirs. Ce rythme est le principe premier de tous les processus vitaux.

Mettre de l'ordre dans sa manière de vivre signifie aussi la rythmer et harmoniser les arythmies s'il y en a. Celui qui est soumis à un mode de vie fiévreux, où l'accent est mis sur la tension, le travail et la performance, doit par conséquent veiller à une compensation adéquate par les loisirs et la détente afin que le déséquilibre n'aboutisse pas à une tension continuelle qui déclencherait à son tour un signal d'alarme de la nature s'exprimant en général par la maladie. Cette dernière procurerait, du moins momentanément, un certain repos et rétablirait l'équilibre. Celui qui a donc beaucoup de travail et se trouve en proie à des situations très éprouvantes, doit organiser ses loisirs de manière à y trouver un maximum de repos et de détente.

Par contre, là ou il y a eu des pertes d'activité, que ce soit pour des raisons physiques ou psychiques, il convient de mobiliser ses forces pour faire face à la situation. Il faut libérer les agressions inhibées et les transformer en activité sportive ou créative.

Il faut surtout remédier au mode de vie sédentaire, car l'homme est sur le point de devenir casanier, collé à son bureau, avec des troubles de la circulation et des nerfs fragiles, un pantouflard qui ne prend part aux manifestations sportives que devant son téléviseur.

Malheureusement, les mouvements que nous préférons, nous autres Européens, sont toujours la déglutition et la mastication...

Un rythme de sommeil régulier d'au moins sept à huit heures aide à préserver l'équilibre naturel. De plus, on doit s'accorder des périodes régulières de loisir et de calme intérieur pendant lesquelles on remet intérieurement chaque chose à sa place, on se régénère psychiquement et physiquement. Les Cinq "Tibétains", exercices physiques faciles et décontractants, sont une méthode efficace de "remise en ordre" où l'activité physique et la détente intellectuelle sont pratiquées dans un accord parfait. L'harmonisation du corps, de l'esprit et de l'âme fait disparaître peu à peu les disharmonies et les tensions qui se sont accumulées pendant la journée. En même temps, les exercices aident à empêcher le déséquilibre et donc à ordonner, à rythmer et à harmoniser sa vie de manière durable.

Nous n'avons jamais eu autant de loisirs qu'aujourd'hui ; cependant, cela peut aussi nous être fatal. On parle déjà d'une "tyrannie des loisirs". Tout un secteur industriel vit de ce qu'il invente pour chasser l'ennui, des machines à sous jusqu'au voyage autour du monde. Souvent, dans la vie professionnelle par exemple, nous ne sommes pas capables de garder la mesure et de nous fixer des limites. Dans de nombreux cas, les loisirs usent la force vitale, ne laissant plus derrière eux qu'un sentiment de vide.

Les loisirs, comme le dernier tiers de sa vie que l'on passe à la retraite, doivent être organisés de manière judicieuse et profitable sur le plan de la qualité de la vie. Chacun doit se créer sa propre "culture des loisirs" en donnant un sens à ses loisirs et par là même à sa vie. Donner un sens signifie trouver une tâche ou un but qui vaille la peine, quelque chose dont on pourra se souvenir plus tard avec beaucoup de joie, de satisfaction et d'amour, quelque chose qui mérité qu'on vive. J'espère avoir su, dans les chapitres précédents, évoquer comment on peut s'occuper de manière sensée. Toutes ces suggestions ont une chose en commun : elles enrichissent et facilitent la vie. Saisissez votre chance.

Un concept de médecine globale pour le nouveau millénaire

Sur la base des réflexions de philosophie naturaliste exposées dans ce livre, j'ai développé en tant que médecin, et donc pour mes patients, un concept de médecine globale comprenant cinq phases.

Phase A – Bilan

1. Premier entretien

- Impression extérieure (démarche, maintien, gestes, mimiques, langage, expression du visage, couleur de la peau, niveau d'alimentation, etc.)
- Anamnèse personnelle (caractère, durée, localisation et développement des troubles, évolution du poids, appétit, soif, selles, sommeil, alimentation, cigarettes)
- Anamnèse sociale (ménage, conjoint, enfants, parents, amis, profession, logement et autres)

2. Check-up (examen manuel de tout le corps), diagnostic de base à l'aide de méthodes techniques

(analyse de laboratoire avec bilan immunitaire, analyse des substances minérales et examens correspondants).

Phase B – Entretien psychanalytique

1. Anamnèse complète et détaillée
2. Recherche des causes (décèlement des véritables raisons ayant déclenché la maladie, au besoin en s'aidant de moyens astromédicaux)
3. Exposé de la nécessité de reconnaissance et d'apprentissage (la maladie est une occasion de guérison et de salut)
4. Soutien par des conseils ésotérico-philosophiques, recommandation de livres.

Pendant cette phase, il s'agit de découvrir la raison de la maladie et de bien faire comprendre le potentiel de reconnaissance qu'elle détient. Ce n'est que lorsque le traitement a commencé à ce niveau psychique qu'on peut élaborer un plan de thérapie consécutive comprenant essentiellement des médicaments homéopathiques ou phytothérapeutiques.

Phase C – Naturothérapie médicale appliquée avec succès

I. Méthodes thérapeutiques naturelles classiques ayant fait leurs preuves*

La naturothérapie a la noble tâche de chercher toutes les voies pour que les gens gardent leur force vitale, leur santé et leur activité jusqu'à la fin de leurs jours.

Sebastian Kneipp

---

* Vous trouverez des descriptions détaillées des méthodes naturelles évoquées ci-après dans mon livre "Gesundheit 2000" (voir bibliographie).

1. Acupuncture chinoise (particulièrement en cas de troubles de l'équilibre intérieur, de douleurs et pour combattre le stress)
2. Acupuncture auriculaire (amaigrissement, cure de désintoxication du tabac et autres drogues)
3. Homéopathie classique selon Hahnemann (nécessite une anamnèse minutieuse de la constitution ; utilisable avec grand succès contre toutes les maladies)
4. Phytothérapie (intervention régulatrice, pauvre en effets secondaires, dans le métabolisme au moyen d'extraits de plantes)
5. Sérothérapie d'après Wiedemann (cytothérapie contre les maladies chroniques)
6. Thérapie neurale d'après Hunecke (thérapie analgésique et de modification des réactions organiques)
7. Stimulations thérapeutiques comme saignées, ventouses, sangsues
8. Électrothérapie (par exemple champs magnétiques, courant de stimulation, traitement par ultrason
9. Thérapie manuelle (chiropraxie : techniques de mobilisation des articulations)
10. Photothérapie (UV, infrarouge, photoactivation, héliothérapie, etc.)
11. Kinésithérapie (ergothérapie, massages, drainage lymphatique, sport médical, hippothérapie, gymnastique, musculation, etc.)
12. Thérapie d'après Kneipp (ablutions, affusions, enveloppements, vapeurs, bains, etc.)

13. Thérapie alimentaire (modification de l'alimentation, régimes intensifs, nourriture spéciale, adaptée à chaque maladie)
14. Hydrothérapie (sauna, bains, thermothérapie, thalassothérapie, etc.)
15. Climatothérapie (certains climats, comme par exemple la haute montagne ou le bord de mer, ont une influence considérable sur la santé; un séjour y est conseillé pour traiter certaines maladies).
16. Thérapie respiratoire : "L'homme est aussi fort que son souffle" (Kneipp). L'alimentation suffisante et régulière du corps en oxygène, l'élixir de vie, est la condition première pour un bon fonctionnement de tous les processus métaboliques. Une respiration trop rapide et trop superficielle empêche un apport suffisant d'oxygène ainsi que l'expiration vitale du gaz carbonique. Une respiration consciente, profonde et régulière, est indispensable pour la santé et la vitalité, et doit être éventuellement enseignée au malade.
17. Thérapie de relaxation
    a) Training autogène
    b) Cinq "Tibétains", yoga
    c) Méditation
    d) Tai Chi, Qi-Gong
    e) Apaisement et détente par la force des couleurs, des sons et des cristaux.

II. Immunostimulation biologique

Puisque le système immunitaire joue un rôle décisif dans le déclenchement des maladies, j'aimerais maintenant énumérer quelques méthodes biologiques permettant de stimuler à bon escient les différents compartiments du système immunitaire.

1. Autohémothérapie classique avec adjonction de plantes (p. ex. *Echinacea purp.*)
2. Cure spéciale de thymus (préparation de cellules de thymus)
3. Ozono-oxygénothérapie avec adjonction de vitamines (immunomodulation massive et amélioration de l'irrigation sanguine)
4. Thérapie d'inhalation d'oxygène selon le professeur Ardenne
5. Immunothérapie de choc avec remèdes homéopathiques complexes.
6. Thérapie au gui et au lachesis (partie d'un traitement par hyperthermie)
7. Activation à la vitamine A des cellules NK
8. Modulation de l'interferon avec des extraits de plantes (thuya, babtista, etc.)
9. Immunothérapie autohomologue pour la modulation des cytokines/interleukines
10. Désinfection intestinale après une cure d'épuration (procédé symbiotique)
11. Thérapie de substitution avec substances minérales, vitamines, enzymes, lysats de cellules organiques, etc..

Phase D – Thérapie d'organisation de la vie selon Hippocrate

Durant cette phase, on essaie d'accélérer le processus évolutif de guérison en menant une vie bien réglée et conforme à la nature. Tous ceux dont le but est d'atteindre santé et bien-être devraient répondre de manière régulière aux exigences minimales suivantes :

1. Mouvement
- Tous les matins, les cinq "Tibétains" devant la fenêtre ouverte, et quelques exercices d'extension supplémentaires.
- Le soir, un petit footing (20 minutes) ou une promenade (60 minutes)
- Deux fois par semaine, pratiquer un sport que l'on aime (badminton, vélo, tennis de table, golf, natation,...)

2. Alimentation
- Pain complet, muesli, lait, fromage blanc, yaourt, fruits et légumes frais, salades, comme base d'alimentation quotidienne
- Bien mâcher, manger lentement, ne jamais manger sans faim
- Viande ou charcuterie une fois par semaine tout au plus
- Une journée de jus, fruits ou crudités par semaine

3. Facteurs naturels

Renforcer le système immunitaire et s'endurcir par des affusions sur les cuisses ou une douche froide complète ; sauna ; séjourner fréquemment à l'air frais ; faire raisonnablement "le plein" d'énergie solaire ; si possible, une sieste de 20 minutes le midi ; la nuit, dormir régulièrement 7 heures au moins (commencer avant minuit)

4. Loisirs

   Profitez de vos loisirs pour vous reposer physiquement et psychiquement ; n'oubliez pas de vous consacrer à des choses qui sont utiles à votre évolution – cherchez la vérité et la connaissance supérieure. Faites des choses qui vous divertissent ou bien aidez sciemment des gens qui vous sont reconnaissants de votre aide et l'acceptent volontiers. Ne gâchez et ne gaspillez pas votre temps ; il est précieux...

Essayez, par des périodes de solitude et d'"unité avec vous-même et le Tout", de vous trouver vous-même. Méditez régulièrement (au moins 20 minutes par jour). Pensez que l'amour est la clé de la vie.

Phase E – Organisation positive de l'existence

1. Entraînement actif, régulier et spontané du système immunitaire au niveau physique et psychique (hygiène mentale)
2. Application pratique, consciente, progressive mais quotidienne, du principe selon lequel le bien n'existe pas, à moins de le faire soi-même. Nous devrions passer notre vie dans l'amour et la bonté, la gaîté au cœur et, le sourire aux lèvres, faire don aux autres d'amour et de compréhension, secourir là où notre aide est utile. Platon disait : "Sois bon avec tout le monde, car chaque homme que tu rencontres mène un dur combat."
3. Principe du "Donne ce que tu voudrais le plus" : celui qui ressent un besoin d'amour, de reconnaissance, de compréhension ou d'affection devrait en faire don à autrui.

4. Visualisation des souhaits: Souhaitez chaque matin, par exemple sous forme de prière, quelque chose de positif qui vient du cœur.
5. Laissez votre vie devenir méditation et votre conscience se fondre avec votre Soi supérieur, pour que vos actions ne soient plus déterminées par la raison mais par l'intuition.
   Si l'on parvient à atteindre et à réaliser cette étape, le dernier pas de la guérison est accompli. Obligeance, humilité et reconnaissance sont alors devenues les principes déterminants de la vie.

Ce concept se perpétue dans l'aide active apportée aux personnes gravement malades à l'approche de la mort (voir chapitre 7).

9. Le jeu de la vie et ses règles d'or

Petites sentences pour obtenir l'harmonie et le calme intérieurs

Sages sont

- ceux qui savent rire d'eux-mêmes – ils trouveront toujours suffisamment à se distraire,
- ceux qui savent faire la différence entre une montagne et une taupinière – ils s'éviteront bien des contrariétés,
- ceux qui savent se taire et écouter – ils apprendront bien des choses,
- ceux qui sont assez intelligents pour ne pas se prendre trop au sérieux – ils auront la considération de ceux qui les entourent,
- ceux qui savent sourire et ne prennent pas un air renfrogné – leurs voies seront illuminées de soleil,
- ceux qui sont capables de pardonner et d'interpréter avec bienveillance le comportement d'autrui – on les considérera peut-être comme naïfs, mais tel est le prix de l'amour,
- ceux qui savent prendre au sérieux les petites choses et prendre avec calme les choses sérieuses – ils iront très loin dans la vie,

- ceux qui pensent avant d'agir et prient avant de penser – ils éviteront bien des bêtises,
- ceux qui reconnaissent que le premier pas vers le bonheur est la décision de vouloir être heureux – ils trouveront leur bonheur,
- ceux qui reconnaissent en eux-mêmes la beauté – ils verront la beauté de ce qui les entoure,
- ceux qui créent en eux la paix et l'harmonie en se pardonnant à eux-mêmes – ils trouveront la paix et l'harmonie autour d'eux,
- ceux qui rompent et secouent les liens du passé – leur vie s'épanouira de nouveau,
- ceux qui écartent leurs vieilles façons de penser – ils font de la place à un avenir nouveau,
- ceux qui reconnaissent et aiment Dieu dans la nature et tous les êtres vivants – c'est d'eux qu'émaneront la lumière, la bonté et la joie.

Si vous êtes disposés à opérer des modifications positives dans votre vie, vous attirerez automatiquement l'aide dont vous avez besoin. Décidez-vous à croire qu'il est facile de changer une pensée ou un mode de comportement. Très vite, vous vous rendrez compte que votre vie change miraculeusement et vous verrez quelles forces cachées vous êtes capables de réveiller.

Cependant, au commencement est toujours la pensée. Elle est l'architecte de la vie humaine et la force qui la détermine.

Nourrissez uniquement de bonnes pensées ; votre vie resplendira dans l'amour et votre corps rayonnera dans la santé et la beauté.

N'oubliez jamais :

TOUT EST BIEN COMME ÇA.

Épilogue

Cher lecteur,

je vous remercie de l'intérêt et de la confiance que vous m'avez témoignés en lisant ce livre.

Je serais très heureux d'avoir pu déposer en vous une minuscule graine qui va maintenant pousser et prospérer ; je souhaite que vous vous engagiez sur la voie qui vous conduira à vous-même, et que vous préserviez dans vos mains et dans votre cœur les fruits que vous en tirerez.

Avec ce livre, je termine moi aussi partiellement la recherche de moi-même. J'achève une période de ma vie que déterminèrent des buts toujours nouveaux et des rêves de haute visée. C'est à ma foi profonde en la réalisation de mes rêves ainsi qu'à ma confiance en moi-même, que je dois de pouvoir être aujourd'hui celui que je voulais être et que je suis à présent – un instrument utile de Dieu.

Laissez-nous continuer ensemble notre chemin et conjuguer nos efforts pour que le XXIème siècle s'ouvre sur un monde meilleur et plus sain.

Commencez – comme je l'ai fait – par vous-même.

Vivez et aimez.

Votre Ingfried Hobert

L'AUTEUR

Le Dr Ingfried Hobert est né le 30 novembre 1960 à Rotenbourg-sur-la Fulda. Après avoir terminé ses études de médecine au printemps 1986, il soutint sa thèse sur l'influence de différents régimes à base de fibres sur le métabolisme digestif. Après avoir exercé temporairement au Portugal, il travailla comme médecin dans un bataillon de parachutistes.

Il exerça ensuite pendant quatre ans dans différentes cliniques où il acquit de larges connaissances dans les domaines de la médecine d'urgence et de réanimation, la chirurgie générale et traumatologique ainsi qu'en médecine interne (en particulier en cardiologie).

Dans le but de compléter sa formation de médecine classique, il s'occupe depuis de nombreuses années de philosophie naturaliste et de naturothérapie et s'est familiarisé avec les pratiques médicales d'autres civilisations. Il est particulièrement fasciné par les méthodes thérapeutiques qu'il découvrit en Inde et en Amérique du Sud.

Avant de s'établir, il a travaillé comme directeur adjoint du "Centre Wiedemann pour la naturothérapie et la médecine holistique" à la Grande Canarie.

Depuis 1992, le Dr Hobert exerce comme généraliste, spécialisé dans les méthodes naturelles, dans un cabinet médical au bord de la mer de Steinhude. Il s'intéresse surtout au traitement holistique et s'occupe des personnes atteintes de cancer et de sclérose en plaques.

Il doit sa renommée à ses nombreuses conférences et à son livre *Gesundheit 2000 – Natürliche Wege zur mehr Lebenskraft, Lebensfreude und Harmonie* (Santé 2000 – Voies naturelles pour plus de force, de joie et d'harmonie dans la vie).

Appendice
Récits de patients

Expériences avec les cinq "Tibétains"

J'ai 50 ans et je suis atteinte depuis plus de six ans d'un mélanome avec formation de métastases dans les ganglions lymphatiques des aisselles. Il y a quelques mois, on diagnostiqua une rechute. Etant donné mes faibles chances de guérison, j'étais en très mauvaise condition, aussi bien sur le plan psychique que physique.

Depuis le début du mois de mai, je suis traitée par un médecin spécialisé en médecine douce et j'ai tout de suite rejoint son groupe de Cinq "Tibétains". Entre-temps, les Cinq "Tibétains" sont devenus partie intégrante de ma thérapie holistique basée sur les méthodes alternatives. Je considère plutôt ces exercices comme un rituel, surtout depuis que j'y intègre les affirmations positives. A présent, je suis en mesure d'améliorer moi-même mon bien-être intellectuel, psychique et physique.

J'ai rétabli mon équilibre intérieur et je sens le calme et la paix se répandre en moi. Un incroyable changement, qui se répercute aussi de manière positive sur ma famille et mes amis, s'est opéré en moi.

J'ai retrouvé mon optimisme dans mes pensées et mes sentiments, et je sens que, malgré les rayons, mon corps est plus robuste. Ma respiration, qui fut longtemps superficielle et accompagnée de battements de cœur (il s'agissait probablement d'un symptôme d'angoisse face à la vie), est redevenue profonde et apaisante. Je ne sens pratiquement plus mes douleurs aux hanches ni ma sciatique ; mon hypertension s'est totalement normalisée. Je ne veux plus me passer de cette nouvelle joie de vivre. Je suis convaincue de l'effet des Cinq "Tibétains" et je souhaite à beaucoup de gens des expériences aussi positives que les miennes.

*

J'ai un cancer ! En mai 1992, après plusieurs chimiothérapies, les spécialistes de médecine traditionnelle abandonnèrent tout espoir. J'étais néanmoins certaine qu'à 33 ans à peine, la vie ne pouvait pas être finie. De plus, j'ai un mari charmant et un petit garçon que je ne veux pas laisser seuls. Je me suis tournée vers la médecine naturelle. Grâce à l'aide de mon médecin et de son concept holistique, qui inclut les Cinq "Tibétains", mon état de santé général s'est rapidement amélioré. J'ai retrouvé chaque jour un peu plus d'équilibre et mon attitude positive spontanée est revenue. Très vite, d'autres personnes de mon entourage ont remarqué que j'avais changé dans un sens positif.

Pour moi, les Cinq "Tibétains" sont de véritables dispensateurs d'énergie. Je conseille à tous, même à ceux qui sont en bonne santé, de faire ces exercices chaque jour. Tout le monde a 15 minutes. Et l'on peut en tirer tant de profit ! Si, au début, on repète seulement 3 à 5 fois chaque exercice, on s'aperçoit très rapidement comment progresser jusqu'à le faire 21 fois.

Si vous m'aviez connue il y a 4 mois et que vous me voyiez maintenant, vous auriez peine à en croire vos yeux.

*

Après deux opérations du cancer, j'étais psychiquement au plus bas. Je ne pouvais plus faire de projets pour l'avenir ; je pensais : "Qui sait si je vivrai encore ?" J'avais souvent l'impression que mes collègues, mes amis, ma famille avaient déjà pris congé de moi. Lorsqu'une nouvelle opération s'avéra nécessaire, je me rendis compte que cela ne pouvait pas continuer. J'entendis alors parler d'un médecin qui soigne ses patients par des méthodes naturelles. Au cours d'un très long entretien, j'appris que la nature voulait me dire par l'intermédiaire de la maladie que jusqu'à présent, j'avais fait une erreur dans ma vie.

Il y a quatre mois de cela. Depuis, je travaille à me débarrasser de tout ce qui me pesait. J'ai fait, pour mon usage personnel, un curriculum vitae détaillé, afin d'essayer de voir clairement ce qui a déclenché la maladie et je lis beaucoup d'ouvrages sur le corps, l'esprit et l'âme. Les livres et les entretiens m'ont fait comprendre qu'il est très important que je m'accepte telle que je suis.

En plus du traitement avec des remèdes naturels, j'ai modifié mon alimentation et je fais chaque jour les Cinq "Tibétains". Dès le premier exercice, j'ai l'impression que tout le poids de la journée s'envole. J'essaie aussi de méditer. La pensée positive est un élément très important dans mon processus d'apprentissage ; je ne laisse aucune pensée morne et négative, aucune peur me venir à l'esprit, et quand je n'y parviens pas, j'essaie de les transformer en pensées positives.

Les modifications de ma façon de vivre et de penser m'ont rendue physiquement plus forte et plus vive ; je m'estime mieux à ma propre valeur et j'ai trouvé la satisfaction et le calme intérieurs. Je crois aussi que cet équilibre intérieur se reflète sur mon visage, car beaucoup de gens m'abordent soudain avec plus d'amabilité et de gentillesse.

*

J'ai 49 ans ; je suis marié et j'ai deux enfants. En mai 1990, j'eus pour la troisième fois un accident de voiture. Jamais je ne fus responsable de ces accidents, mais à chaque fois je fus blessé à la colonne vertébrale (tassement, traumatisme par projection). Plus de deux ans de traitement par des méthodes classiques demeurèrent sans succès. En juin 1991, je fus atteint d'une pleurésie du côté gauche. En avril 1992, les vertèbres cervicales étaient pratiquement immobilisées ; je ne pouvais plus tourner la tête. J'avais des engourdissements dans le bras et la jambe droites et j'avais des maux de tête terribles.

La mort de ma mère et d'autres difficultés me rendaient dépressif. Sur quoi je m'en remis à la médecine naturelle. En juin 1992, malgré mes douleurs, je commençai à pratiquer les Cinq "Tibétains". Je participai également à des séminaires de méditation qui appuyèrent le traitement de la médecine douce.

Depuis décembre 1992, je peux retravailler et je suis en très bonne condition ! Intérieurement, j'ai l'impression de n'avoir que 35 ou 40 ans.

*

Voici l'histoire de ma maladie ou, comme je le vois aujourd'hui, l'histoire de ma vie. Je ne me souviens que vaguement de mon enfance. En 1942, un matin à l'aube, mon frère, ma mère et moi allâmes à la gare accompagner mon père qui était en permission. Il partait pour le front Est, en Russie. Il n'est jamais revenu. Il est mort en 1942 au champ d'honneur. Les années qui suivirent furent difficiles.

Ma mère se remaria en 1947 et je fus confiée à mes grands-parents. Lorsque ma mère fut enceinte, mon beau-père vint me chercher, car il était d'avis que je devais à présent remplacer ma mère et travailler dur. Ma mère eut neuf grossesses, cinq enfants survécurent ; nous étions dès lors sept enfants. Ma mère était toujours malade. Encore enfant, je dus déjà m'occuper d'une grande famille et quand tout n'était pas au goût de mon beau-père, il commençait à pester et nous battait.

Pendant ma jeunesse, mon beau-père m'a harcelée et a abusé de moi sexuellement. Ce fut une époque épouvantable ; je n'avais pas le droit d'en parler ; il menaçait de me tuer. Il y a quelques années encore, j'avais des cauchemars à cause de cela. J'avais à peu près 14 ou 15 ans quand enfin, j'ai tout de même lancé la vérité à la figure de ma mère qui le faisait toujours passer pour un saint. Mais elle n'a pas voulu me croire et lui a tout raconté.

Il a voulu me tuer avec une hache. Je me suis enfuie par la fenêtre. Je fus alors confiée à un couple d'instituteurs ; je suis restée un an chez eux, jusqu'à ce que ma mère retombe malade. Un jour, mon beau-père sonna à la porte et dit qu'il était de mon devoir de rentrer à la maison. Tout recommença comme avant. Quand j'eus 19 ans, je partis définitivement de la maison, mais ma mère m'a toujours fait du chantage, comme lorsque j'étais petite, en disant "Si tu m'aimes, tu reviendras" ou "Si tu m'aimes, tu feras ceci ou cela". Et à chaque fois, j'étais dupe. Contrariété et disputes étaient constamment à l'ordre du jour...

Mariée, j'ai également passé de rudes années. Au bout de 35 ans d'activité professionnelle, je n'en pouvais plus. J'étais épuisée, usée. Quand j'arrêtai de travailler, j'étais à bout. J'avais l'impression qu'une carapace oppressait ma poitrine. Battements de cœur et dépressions alternaient. Pour m'occuper un peu de manière créative, je suivis un cours de peinture sur soie. Cela me passionna beaucoup et je fus heureuse d'avoir trouvé une nouvelle tâche dans la vie. A présent, la peinture, c'est ma vie. En 1990, à l'occasion d'un examen préventif contre le cancer, on découvrit que j'avais une tumeur au sein. J'étais terrassée et je me demandais sans cesse : "Pourquoi maintenant, pourquoi juste maintenant et pourquoi moi ?"

Une époque difficile fit suite à l'opération ; je souffris encore d'autres maladies. Mon âme et mes nerfs étaient à bout. Mais je croyais encore qu'il fallait que je surmonte seule mon destin, comme je l'avais fait jusqu'à présent dans ma vie.

Alors que tout continuait à empirer, j'allai voir un jour un médecin qui traitait par la médecine naturelle. A partir de ce jour, ma vie changea. Sa thérapie (les cinq "Tibétains", gymnastique, séminaires de méditation, ozonothérapie, entretiens, nombreux livres sur l'âme, sur les profondeurs de l'être humain) m'a fait progresser au point de pouvoir dire : "Je me détache de tout ce qui est négatif ; ainsi mon monde intérieur et le monde extérieur sont en équilibre. Je m'ouvre à la beauté de la vie et l'énergie parcourt alors mon corps jusque dans chaque cellule." Je crois que ce n'est que maintenant que je commence à vivre vraiment, à vivre consciemment.

Je me suis surtout rendu compte que la haine est destructive – la haine envers mon beau-père que j'ai toujours rendu responsable d'avoir détruit mon enfance et ma jeunesse qui m'ont marquée pour le reste de ma vie. Si je n'avais pas accordé autant d'importance à la haine éprouvée envers lui, ma vie se serait déroulée autrement, mais je n'aurais peut-être pas abouti à l'opinion que j'ai maintenant.

Même si je commettais maintenant une grande maladresse, cela ne pourrait me détruire, car j'ai élaboré en moi une force qui m'est secourable. Aujourd'hui, je peux dire que tout devait se passer ainsi pour me secouer, pour que j'obtienne une conscience et une vie ayant plus de valeur. Je remercie tout ceux qui y ont contribué.

Postface

Les Six "Tibétains" - prévention active en pratique

Lorsque j'ai feuilleté pour la première fois le livre de Peter Kelder, j'ai pensé: voilà une histoire bien fantastique. Mais au fur et à mesure que je lisais, je trouvais plus de plausibilité dans les exercices recommandés : ils ressemblent fortement aux rituels physiques observés dans d'autres systèmes d'enseignement.

Tous ces exercices sont efficaces. Ce que j'ai trouvé séduisant, c'est le caractère compact du système de Kelder. Ces exercices pourraient également être faits par des personnes qui ne trouvent pas accès à des systèmes comme le yoga ou le tantra et qui profiteraient ainsi de leurs effets salutaires.

Réactions des patients et observations

J'ai appris les Cinq "Tibétains" à des patients âgés de 30 à 80 ans. La plupart d'entre eux souffraient de troubles de santé ou d'incommodités dues à leur âge, telles que l'artériosclérose ou les problèmes d'articulations.

Au bout de quelques semaines d'exercice, le bien-être psychique de tous les patients augmenta. Après plusieurs mois d'exercice, tous les patients de plus de 45 ans ressentirent un accroissement de leur force physique. Les patients de plus de 60 ans affirmèrent que les douleurs dans la colonne vertébrale et les articulations s'étaient améliorées. Ils se débarrassèrent même en partie de leurs douleurs.

Expériences avec les exercices

1er Tibétain

Cet exercice est pratiquement identique à l'exercice de "mise à la terre" des Ordres islamiques, qui consiste à tourner sur soi-même. Les personnes âgées en particulier sont gênées par le sentiment de vertige qu'il provoque. Pour elles, il est plus facile de faire cet exercice en dernier.

2ème Tibétain

Les exercices 2 à 5 correspondent à des asanas du hatha yoga, mais ils sont exécutés de manière plus dynamique et répétés. Si on l'exécute bien, cet exercice ne pose aucun problème. Attention aux patients souffrant d'un syndrome cervical.

3ème Tibétain

Les patients ayant des lésions à la colonne vertébrale doivent faire très attention à ne pas faire trop travailler les vertèbres lombaires en se penchant en arrière.

4ème Tibétain

Cet exercice est le plus difficile au début pour les personnes âgées et demande motivation et patience. Lorsqu'on contracte les muscles, il faut également contracter le sphincter et éviter d'arrêter brusquement la respiration.

5ème Tibétain

Ce qui a été dit sur la contraction des muscles pour le 4ème rituel est également valable ici. Les patients ayant des lésions à la colonne vertébrale doivent faire particulièrement attention à ne pas faire trop travailler les vertèbres lombaires en se cambrant.

Effet des Cinq "Tibétains"

Il est comparable aux asanas (positions) du hatha yoga, mais améliore en plus la condition physique par des éléments plus dynamiques.

6ème Tibétain

Cet exercice correspond à des rituels visant la transformation de l'énergie sexuelle, rituels enseignés dans les systèmes tantriques et taoïstes qui considèrent que la force sexuelle est synonyme de force vitale. Pour rester vif et en bonne santé, il faut minimiser la perte de force sexuelle. Effectué régulièrement, l'exercice est censé éviter la perte de force vitale par les organes génitaux en faisant remonter l'énergie retenue vers les chakras situés plus haut.

Effets observés jusqu'à présent : le besoin d'orgasme "éjaculatif" est amoindri. Vitalité et niveau d'énergie augmentent. Effet secondaire : ceux qui, pendant des dizaines d'années, se sont débarrassés de leur agressivité par l'orgasme, supportent mal au début ce niveau d'énergie inhabituel et peuvent entre autres être sujet à des accès de fureur.

Celui qui veut véritablement profiter du 6ème Tibétain devrait étudier les doctrines tantriques et taoïstes, et appliquer les techniques recommandées pour l'amour.

Recommandations concernant l'alimentation

Jaune d'œuf

Le jaune d'œuf cru quotidien – à condition qu'il soit frais – est une sorte de "petite thérapie aux cellules vivantes"; il s'agit certainement d'une bonne recommandation étant donné les précieuses substances qu'il contient. On ne prendra que des œufs de première qualité, pondus dans un poulailler, contrôlés par un vétérinaire et provenant de fermes de première classe.

Pas d'œufs pondus dans des cages, comme on en vend dans les supermarchés (danger de salmonelles)!

Régime dissocié selon le Dr Hay

Mes expériences avec le régime dissocié de Hay montrent qu'il aide surtout les patients souffrant d'un excédent de poids à maigrir. Je suis contre une recommandation générale.

Chaque type de personne, chaque saison exige une alimentation différente. Le régime dissocié de Hay est indiqué pour les obèses, le régime à base de crudités pour les gens "bien enveloppés", emportés, mais pas pour les pâles intellectuels citadins ni pendant la période froide. Il faudrait que chacun apprenne à déceler les besoins de son appareil digestif. Ceux qui ont besoin de recommandations compétentes étudieront par exemple les principes alimentaires de l'Ayurveda.

Les conseils essentiels sont à mon avis : ne manger que lorsqu'on a faim. Choisir la qualité et la fraîcheur. Toujours bien mâcher et ne jamais manger jusqu'à satiété.

Conclusion

Les Cinq "Tibétains" sont une série d'exercices agréablement homogènes que presque tout le monde peut apprendre indépendamment de l'âge. Ils ont l'avantage de préserver activement la santé et d'accompagner le traitement des maladies chroniques et des inconvénients de l'âge.

Les patients qui ont des problèmes de colonne vertébrale ou qui ont un certain âge feront bien d'apprendre les exercices sous la surveillance d'une personne compétente.

Spéculation

Chez tous les patients que j'ai observés, la pratique régulière des Cinq "Tibétains" a pu améliorer leur qualité de vie. Un succès impressionnant !

Etant donné que peu de patients, jeunes en général, pratiquent le 6ème rite, il est encore trop tôt pour juger de son effet à long terme. Peut-être est-il vraiment en mesure d'influencer le processus de vieillissement et de prolonger la vie. L'essai en vaudrait la peine...

Vienne, juillet 1993

Dr.med.univ. Karl-G. Heinrich

Bibliographie

Thorwald Dethlefsen : *Le destin d'une chance à saisir* – Randin, 1982

Rudolf Eucken : *Die Lebensanschauungen der großen Denker* – De Gruyter Verlag, Berlin 1950

Reshad Feild : *Die Alchemie des Herzens* – Diederichs Verlag, München 1990

Julius Hackethal : *Der Meineid des Hippokrates* – Lübbe Verlag, Bergisch Gladbach 1991

Louise L. Hay : *Guérir votre corps* – Vu autrement 1988

Dr. Ingfried Hobert : *Gesundheit 2000 – Natürliche Wege für mehr Lebenskraft, Lebensfreude und Harmonie* – THS Verlag, Hannover 1992

Hans Jonas : *Le principe responsabilité: une éthique pour la civilisation technologique* – CERF 1990

Peter Kelder : *Les cinq "Tibétains"* – Vivez Soleil 1993

Elisabeth Kübler-Ross : *Vivre avec les morts et les vivants* – Rocher 1990

"Kybalion" – *Eine Studie über die hermetische Philosophie des alten Ägyptens und Griechenlands* – Arkana Verlag, Heidelberg 1981

Peter Lauster : *Wege zur Gelassenheit* – Rowohlt Verlag, Reinbek bei Hamburg 1986

Manfred Miethe : *Das Wasser des wahren Gesichts* – Magische Geschichten – Integral Verlag, Wessobrunn 1992

Gaby Miketta : *Netzwerk Mensch* – Thieme Verlag, Stuttgart 1991

Dann Millman : *La voie du guerrier pacifique* – Vivez Soleil 1994

Dann Millman : *Die Rückkehr des friedvollen Kriegers* – Ansata Verlag, Interlaken 1992

Dr Joseph Murphy : *La puissance de votre inconscient* – JOUR 1987

John M. Perkins : *Surfer sur votre stress* – Souffle d'or 1993

Heinrich Schipperges : *Medizin an der Jahrtausendwende* – Knecht Verlag, Frankfurt 1991

Hans Stange : *Die Weisheit des Konfuzius* – Insel Verlag, Frankfurt 1964

Ralph Waldo Trine : *In Harmonie mit dem Unendlichen* – Engelhorn Verlag, Stuttgart 1991

Paramahansa Yogananda : *Autobiographie eines Yogi* – Knaur Verlag, München 1992

Dr. Fritz Wiedemann : *Biologisch leben – biologisch heilen* – Kiepenheuer & Witsch Verlag, Köln 1989

Achevé d'imprimer en mai 1997
sur les presses de la Nouvelle Imprimerie Laballery – 58500 Clamecy
Dépôt légal : mai 1997 Numéro d'impression : 705017

Imprimé en France